척추 의사,
인생 진료실에서
환자를 만나다

척추 의사, 인생 진료실에서 환자를 만나다

이수찬 외 7인 지음

8인의 척추 의사가 전하는
환자와 의사의 속깊은 치료 이야기

맛있는책

차례

6　들어가며

제 1 진료실　**진료실에서 발견한 인생극장**

15　직업을 그만두게 할 수도 없고

24　스물여덟, 그녀에게 나타난 골다공증

32　아내의 인생을 뒤바꾼 남편의 선택

40　허리 질환으로 찾아온 우울증

49　김장철만 되면 생각나는 그 이름

제 2 진료실　**100세 시대, 부모님의 척추 건강**

59　죽어도 좋으니 우리 엄니 수술해주이소

68　자식에게 부담을 주고 싶지 않지만

76　또 허리가 부러져 버렸소

84　어머님이 치매이신데 수술할 수 있을까요?

92　감 수확철이면 찾아오는 어르신

100　여든이어도 수술하고 골프 칩니다

제 3 진료실 **환자가 아프니, 의사도 아프고**

109 의사도 아플 수 있다

117 네 번의 허리 수술, 어떻게 생각하시나요?

126 사랑도 타이밍, 수술도 타이밍

134 진료실에서는 관상을 잘 봐야 한다?

143 시술이냐 수술이냐 그것이 문제로다

제 4 진료실 **어디가 아파서 오셨습니까?**

153 5년 동안 지속된 원인 불명의 두통

162 이유를 알 수 없었던 엄지손가락의 통증

170 운동 마니아였던 그 남자의 척추 수술

177 허리 디스크가 재발한 게 아닐까요?

184 MRI에서도 발견하지 못한 바로 그 질환

191 부록 | 척추(목·허리) 스트레칭

더 나은 치료를 위해
환자 이야기에 귀기울이는 의사로

"노년에 이게 웬 고생이냐…"

하루에도 서너 번 시부모님 밥상을 들고 문지방을 넘어야 했던 어머니는 두 번의 허리 수술과 세 번의 주사 요법을 받으셨습니다. 병실에 누워 힘들어하시는 어머니의 손을 어루만지며 이런 말씀을 드렸습니다.

"어머니, 허리가 쉴 틈 없이 열심히 사셨으니 이렇게 아프실 수밖에요."

의사 아들인 제가 해드릴 수 있었던 위로는 이뿐이었습니다.

"젊을 때는 날아다녔는데…"

진료실에서 이런 말씀을 하는 어르신들을 만나기도 합니다. 허리 통증을 이야기하다 팔팔했던 젊은 날의 회상에 잠겨 한없이 과거로 빠져들기도 하지요. 척추에는 환자들의 삶의 기록이 남아 있습니다. 사랑하는 가족을 위해 열심히 일한 환자들의 시간이 척추에 고스란히 담겨 있습니다. 그래서 허리가 아프다고 찾아온 어르신들의 이야기를 듣다 보면 수고와 애쓴 인생 이야기까지 함께 흘러나옵니다.

전문의로서 93년도부터 진료를 시작했으니 25년 넘게 진료실과 수술실에서 환자를 만났습니다. 오랜 시간 다양한 질환의 환자를 보면서 수년이 지나도 기억에 남는 것은 온몸으로 삶을 살아온 환자들의 인생 이야기였습니다.

누군가에게 척추는 건강 그 이상을 의미이기도 합니다. 공사 현장에서 노동하며 자식을 먹여 살리는 아버지에게 허리는 가족을 지키는 힘이었습니다. 혼자 살면서 텃밭 가꾸기가 유일한 낙인 할머니에게 허리는 삶을 이어갈 수 있게 하는 기쁨이었습니다. 그래서 척추를 치료하는 의사는 '어떻게 치료할 것인가?'만이 아니라, 치료 후 환자의 삶이 지속될 수 있는 방법에 대해서도 고민하게 됩니다.

진료실에서 환자를 보며 안타까울 때가 있습니다. 오랫동안 통증을 참다가 허리가 망가질 대로 망가져서 오신 분들입니다. 이런 분들이 자주 하는 말이 있습니다.

"그래도 허리는 수술하는 게 아니라고 하던데…."

병원에 가면 수술하라는 말을 들을까 싶어 오랫동안 아픈 허리를 부여잡고 진통제만 드셨다는 것입니다. 교과서적인 척추 치료 방법에 따르면 허리 수술을 해야 하는 경우는 세 가지입니다.

첫째는 대소변 장애가 있는 경우, 둘째는 감각 이상이 있는 경우, 셋째는 6주 이상 치료를 해도 낫지 않고 반복적인 극심한 통증이 있는 경우입니다. 세 가지의 경우에 해당하는 환자가 아니라면 의사는 무조건 수술을 권유하지 않습니다. 다만 하루가 멀다 하고 진료실에 찾아와 "허리가 아파 죽을 것 같다", "허리 통증으로 아무 것도 못하고 우울증이 걸릴 것 같다"며 당장 수술해 달라고 요구하는 환자를 만나면 의사는 수술도 생각해 보게 됩니다.

하지만 수술에 대한 결정은 의사와 환자 모두 신중해야 합니다. 척추에는 신경이 자리잡고 있기 때문입니다. 다른 뼈의 수술은 문제가 생기면 운동 각도와 관련이 있지만 척추 수술은 마비와 관계가 있습니다. 그러니 간단한 수술이라도 신중하게 생각하고, 신뢰할 수 있는 의사와 최종적으로 의논해야 합니다.

의사의 삶이란 하루에 수십 명의 환자를 진료하며 분 단위로 시간을 체크하며 살아가야 하는 분주함의 연속입니다. 그런 바쁜 생활 가운데 생각나는 환자가 있습니다. 잘 치료해 보겠다는 마음과는 달리 아쉬운 부분이 남으면 오래도록 그 환자가 다시 떠오릅니다. '이런 치료 방법을 선택했다면 예후가 더 좋았을까? 환자에게 이렇게 설명했다면 더 좋지 않았을까?' 하고 말이지요. 의사에게 쓰라린 과거는 후회와 아쉬움만을 남기는 빛바랜 추억만은 아닙니다. 더 나은 치료 방법을 찾아가는 지름길이 되기도 합니다.

진료가 끝나고 병원의 불이 꺼진 늦은 시간, 잠시 멈춰 만났던 환자들을 떠올려 봅니다. 이제 허리가 아프지 않아 살 것 같다며 기뻐하는 환자 얼굴과 수술 후 다른 곳이 또 아프다며 화난 표정으로 진료실을 나갔던 환자 얼굴. 더 나은 치료 방법은 무엇이었을까를 생각해 봅니다.

척추의 구성은 같아도 환자마다 척추의 모양이 조금씩 다릅니다. 척추가 잘못된 모양도 다르고 통증을 인식하는 정도도 다릅니다. 환자가 살아가는 일상의 모습도 다르고, 이어가야 할 생계와 삶의 어려움도 다릅니다. 그렇게 다른 통증과 다른 인생을 가진 환자의 척추와 삶에 맞는 치료가 필요합니다. 그래서 의사들은 진료실의 컴퓨터

화면을 보던 얼굴을 들어 환자와 눈을 맞추며 환자의 이야기에 귀를 기울입니다. 이 책에는 그러한 의사들이 환자와 나누었던 속 깊은 치료 이야기와 더 나은 치료를 위한 고민이 담겨 있습니다.

의사와 환자가 척추 건강이라는 하나의 목표를 향해 가기 위해서는 척추에 대한 이해만이 아니라 서로에 대한 이해도 필요합니다. 이 책이 그동안 진료실에서 나누지 못했던 의사와 환자의 마음을 나누고 이해하는 데 도움이 되었으면 합니다.

2019년 새해
힘찬병원 대표원장 이수찬

척추 Vertebra

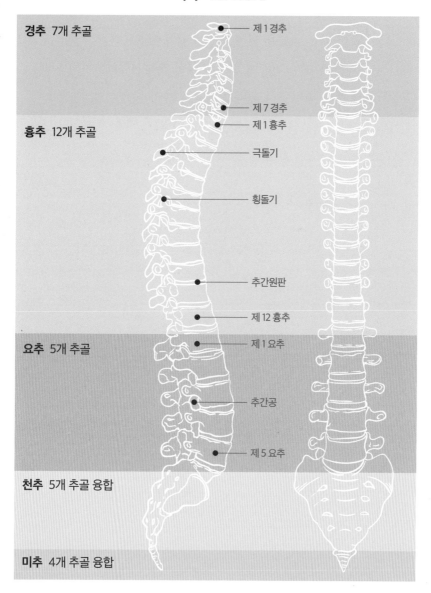

경추 7개 추골

제1경추

제7경추
제1흉추

흉추 12개 추골

극돌기

횡돌기

추간원판

제12흉추

요추 5개 추골

제1요추

추간공

제5요추

천추 5개 추골 융합

미추 4개 추골 융합

- 직업을 그만두게 할 수도 없고
- 스물여덟, 그녀에게 나타난 골다공증
- 아내의 인생을 뒤바꾼 남편의 선택
- 허리 질환으로 찾아온 우울증
- 김장철만 되면 생각나는 그 이름

1
진료실

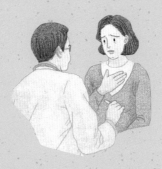

진료실에서 발견한
인생극장

직업을 그만두게 할 수도 없고

ᐱ ᐱᐱᐱ ᐱᐱ

　재철(가명) 씨가 절뚝거리며 진료실에 들어왔다. 통증 때문인지, 한쪽 발을 땅에 디딜 수 없는 것처럼 보였다. 서른여덟 살의 재철 씨는 막노동을 하며 아들과 딸을 키우는 집안의 가장이었다. 공사장에서 흠뻑 땀을 흘려야 겨우 먹고 살 수 있어도 그는 감사했다. 일을 할 수 있기에 두 아이를 이만큼 키워냈지 않았던가.

　몸이 피곤해도 조금만 더 버티자고 다짐했던 재철 씨에게 어느 날 허리 통증이 몰려왔다. 전에도 허리에 뜨끔하는 느낌이 있긴 했다. 별일 아니겠지 하는 마음에 몇 번은 지나쳤지만 빈도가 점점 잦아졌다. 안 되겠다 싶어 가까운 병원을 찾았다. 물리치료를 받으니 통증이 좀 사라지는 듯했지만 그때뿐이었다. 낮에는 공사장에서 일을 하고, 저녁에는 물리치료를 받는 생활이 반복되었다. 그렇게 지내다보니 이번에는 다리가 저려오기 시작했다. 괜찮아지겠지 하며 넘기기에는 다리가 저린 증상이 점점 더 심해졌다. 다리 뒷부분까지 당기는 증상이 나타나자 재철 씨는 덜컥 겁이 났다. 아이들과 놀이동산에 가기로 한 약속도 아직 지키지 못했는데 어디라도 잘못되면 어쩌지 하는 생각에 마음이 불안해졌다.

절뚝거리며 진료실에 들어온 재철 씨의 얼굴은 햇볕에 그을려 검고 어두웠다. 문진을 하며 증상을 들어보니 허리디스크가 의심되었다. MRI를 찍어보니 요추 4번, 5번의 디스크(11쪽 척추 그림 참조)가 파열된 허리디스크였다.

왼쪽 다리를 전혀 못 움직일 정도로 디스크가 심하게 탈출되어 윗부분까지 튀어 나와 있었다. 디스크는 튀어나온 양도 중요하지만 어느 방향으로 튀어나왔는지도 중요하다. 디스크가 탈출한 위치에 따라 증상이 다르게 나타나기 때문이다. 공사장에서 힘을 쓰며 일해야 하는 사람의 다리가 불편하니 재철 씨의 얼굴에는 걱정스러운 기색이 역력했다.

"MRI 상으로 당장 수술을 해야 할 만큼 디스크가 많이 튀어나온 상황입니다."

"…수술을 꼭 해야 하나요? … 수술을 할 수 없는 상황인데…."

당장 수술할 상황이 안 된다는 그의 의견을 듣고, 4주간 약물치료와 물리치료로 치료해 보기로 했다. 하지만 증상은 나아지지 않았다.

특정 직업을 가진 환자를 위해

"그렇게 심하지 않은 상태라면 물리치료와 약물치료로 좋아지는데 탈출한 디스크의 양이 너무 커서 어쩔 수가 없네요. 수술적인 치료를 해야 할 것 같습니다."

재철 씨는 아무 말이 없었다. 재철 씨의 직업을 고려해 수술 후 혹시 있을지도 모를 후유증에 대해서 설명했다.

"절개를 해 수술을 해야 탈출한 디스크를 잘 제거할 수 있습니다. 하지만 뼈와 인대 일부를 제거해야 하기 때문에 노화가 좀 더 빠를 수 있고, 아주 드물긴 하지만 수술 후 전처럼 힘을 못 쓰시는 분들도 계십니다."

설명을 듣던 재철 씨의 얼굴이 굳었다. MRI 상으로는 현미경 디스크 절제술이 '교과서적인 치료 방법'이었다. 현미경 디스크 절제술은 3센티미터 정도 절개해 손톱 반만큼의 뼈를 절제하고 인대를 제거한 후에 디스크를 제거해야 한다. 이 방법으로는 탈출한 디스크를 잘 제거할 수는 있지만 뼈와 인대 일부를 제거해야 했다. 재철 씨의 직업 특성을 알고 있던 의사로서 걱정되는 부분이었다. 드물긴 하지만 수술 후 예전처럼 힘을 못 쓰는 경우가 있기 때문이었다. 잠시 후 재철 씨가 침묵을 깨고, 입을 열었다.

"…수술이 아닌 다른 방법은 없을까요? 혹시 수술 후에 제가 힘을 못 쓰게 되면….."

계속 힘쓰는 일을 해야 하는 재철 씨의 근육과 인대를 지켜줘야 한다는 마음이 들었다. 고민 끝에 재철 씨에게 다른 방법을 제안했다.

"그럼 수술이 아닌 내시경을 넣어 제거하는 시술을 해보지요. 부작용의 가능성은 없지만 디스크가 잘 안 나와서 치료가 불충분할 수 있습니다. 다리가 안 움직이는 상황인데도 수술을 안 하시겠다고 하시면 이 방법으로라도 한번 해보지요."

내시경 디스크 절제술은 옆구리를 통해 척추 뼈 옆 조그만 구멍으로 들어가 뼈나 인대를 거치지 않고 바로 디스크만 뽑아내는 방식이다. 등 근육이나 뼈, 인대의 손상 없이 디스크를 뽑아낼 수 있는 방법이긴 하지만 의사 입장에서는 현미경 디스크 절제술보다는 좀 더 까다로울 수 있다. 현미경 디스크 절제술처럼 절개해서 크게 보고 수술을 하는 게 가장 확실한 방법이고, 수술 완성도도 더 높다.

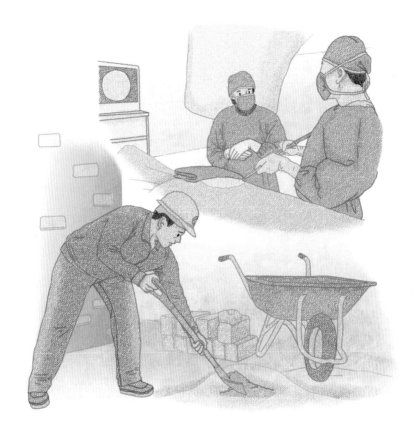

내시경 디스크 절제술은 조그만 관 하나로 움직여 디스크를 제거
하다 보니 불충분한 경우가 있을 수 있다. 딱딱한 디스크는 안 나올
수도 있다. 그러니 무조건 어느 방법이 좋다고는 말할 수 없다. 다만
환자의 상황에 맞는 치료 방법을 선택해야 한다. 귀기울여 설명을

듣던 재철 씨는 내시경 디스크 절제술을 해보고 싶어 했다.

기술 발달과 함께 다양해진 치료 방법

척추 질환을 치료하는 데는 다양한 방법이 있을 수 있다. 예전에는 수술밖에 치료 방법이 없었지만 이제는 시술, 약물 치료 등 다양한 치료 방법이 발달해 선택의 폭도 넓어졌다. 환자의 질환이 진단되면 의사에게는 이상적인 치료 방법이 떠오른다. 하지만 중요한 것은 환자의 의견이다. "나는 이것만은 안 하고 싶습니다"라고 환자가 말한 범위 내에서 최선을 다해 치료 방법을 찾으려고 한다. 몸에 대한 결정권은 환자에게 있기 때문이다. 물론 의학적인 내용을 충분히 설명하고 가장 좋은 치료 방법을 제시하는 건 의사의 몫이다. 하지만 어떤 수술법도 100퍼센트 완벽할 수 없기에 90퍼센트의 확신을 가지고 환자에게 강력하게 치료 방법을 권유하는 경우도 있다. 그래도 결국 결정은 환자의 몫이다.

재철 씨의 내시경 디스크 절제술은 잘 되었다. 뼈와 인대를 건드리지 않고 옆구리에 직경 0.7센티미터의 구멍을 뚫어 디스크를 제거하는 방법은 성공적이었다. 재철 씨도 치료 결과에 만족했다.

"등, 엉덩이 근육이 중요합니다. 누워서 자전거 타기를 많이 하시고요. 가르쳐드린 대로 엉덩이를 들었다 내려놓는 운동을 많이 하셔야 합니다. 2주 정도 쉬시고, 6개월 정도는 조심하셔야 합니다."

밝아진 얼굴로 재철 씨는 시술을 받은 다음 날 퇴원했다. 환자 상황에 맞춘 방법을 선택하길 잘했다는 생각이 들었다. 하지만 건설 현장에서 계속 일을 해야 하니, 또 다시 허리를 다칠 확률은 여전히 높다. 그렇다고 재발 방지를 위해 평생 해온 일을 하지 말라고 말할 수도 없었다. 의사로서 할 수 있는 말이란 공사장에서 일하며 주의해야 할 몇 가지 자세를 알려주는 것뿐이었다.

재철 씨처럼 환자의 직업이 건설업이나 택배 기사 등 몸을 써서 일해야 하는 경우 작은 조직의 손상에도 주의를 기울여야 한다. 일상생활에서는 문제가 되지 않는 허리 조직의 손상도 이런 직업군의 환자에게는 심각한 문제가 될 수 있기 때문이다.

최근 많은 의사와 과학자의 노력으로 내시경 기술과 수술 도구들이 눈부시게 발전했다. 내시경만 하더라도 양방향 내시경, 꼬리뼈 내시경, 옆구리 내시경 등 피부 마취만 하고도 시행할 수 있는 다양한 방법이 좋은 결과를 내고 있다. 새로운 기구와 발전된 과학을 환자의 치료에 적용해 환자의 삶의 질을 높일 기회가 넓어진 셈이다. 그래서 의사는 발전하는 의학의 혜택을 환자들이 누릴 수 있도록 늘 연구해야 한다.

그 이후 재철 씨를 병원에서 만날 수 없었다. 의사에게 가장 좋은 환자는 치료 후 건강해져서 다시는 병원을 찾아오지 않는 환자다. 건강해진 재철 씨가 아이들과 놀이동산에서 즐거운 시간을 보내는 모습을 상상해 보면 마음이 흐뭇해진다.

현미경 디스크 절제술과 내시경 디스크 절제술이란?

디스크 절제술이란 통증을 일으키는 디스크의 일부나 전체를 절제하는 수술로 디스크 절제 범위에 따라 수술 방법이 달라진다. 현미경 디스크 절제술은 3센티미터 정도 절개해 손톱 반만큼의 뼈를 절제하고 인대를 제거한 후에 현미경으로 디스크를 들여다보면서 신경을 압박하는 디스크와 떨어져 나온 수핵을 제거하는 방법이다. 이 방법으로는 탈출한 디스크를 잘 제거할 수 있다.

내시경 디스크 절제술은 내시경을 이용해 환자의 옆구리 쪽으로 접근하는 방법과 환자의 등 쪽에서 접근해 통증의 원인이 되는 디스크의 일부나 전체를 제거하는 방법이다. 환자의 옆구리로 접근해서 치료하는 경우, 대부분 전신 마취 없이 시행할 수 있고 수술 이후나 당일 퇴원이 가능하다. 뼈나 인대를 거치지 않고 바로 들어가 디스크만 뽑아내는 방식을 사용해 등 근육이나 뼈,

인대 손상 없이 디스크를 뽑아낼 수 있는 장점이 있다. 하지만 현미경 디스크 절제술처럼 절개해서 크게 보고 수술을 하는 게 아니기 때문에 수술 완성도는 다소 낮을 수 있다.

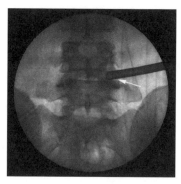

내시경 디스크 절제술

최근에는 미세현미경 디스크 제거술도 있어 직경 0.5센티미터 정도 작은 절개로 정상 조직을 최대한 보전하고 파열된 디스크를 제거한다. 수술 부위를 10~20배 확대해주는 미세현미경을 이용해 시야를 확보해서 안전하며 최소 절개로 피부와 근육의 상처를 줄여줘 수술 후 빠른 회복이 가능하다.

스물여덟,
그녀에게 나타난 골다공증

∧ ∧|∖∕∧∕∧

바람은 쌀쌀해도 햇살만큼은 봄이었던 날, 진료실에 20대 여자 환자가 들어왔다. 고개를 푹 숙인 그녀를 부축하며 들어온 어머니의 표정은 어두워 보였다.

"어디가 아프세요?"

"계속 허리가 아프다고 해서요."

고개를 숙인 채 말이 없는 딸 대신 어머니가 대답했다. 차트를 보니 진주(가명) 씨의 나이는 스물여덟, 아직은 젊은 20대였다. 통증의 원인을 찾기 위해 먼저 X-Ray를 찍었다. 요추 1, 2번 뼈(11쪽 척추 그림 참조)가 부러져 있었다. MRI를 찍어보니 부러졌던 뼈가 다시 붙은 흔적이 보였다.

"다친 적이 있으신가 봐요?"

"네. 작년 12월에…."

이번에도 진료실 바닥만 응시하는 진주 씨 대신 어머니가 대답했다. 2개월 전, 진주 씨는 집에서 넘어졌다고 했다. 통증은 있었지만 병원에는 가지 않았다고 했다. 그때 진주 씨의 등뼈가 부러진 듯했다. 시간이 흐르면서 부러진 뼈들이 제멋대로 붙어버린 상태였다. 문제는 이런 모양으로 뼈가 붙으니 정상적인 척추 모양이 아니었다. 척추압박골절은 손가락 뼈가 부러지는 것과는 다르다. 마치 겉은 단단하고 속은 부드러운 과자를 꽉 누르면 위아래의 단단한 과자 부분은 멀쩡해도 그 안의 약한 부분이 부서져 버린 것과 같은 모양이된다. 겉의 뼈 모양은 유지되지만, 안에 약한 뼈가 주저앉고 마는 것이다. 제대로 된 치료 없이 붙은 뼈는 진주 씨 허리에 요통을 남겼다. 진료실 바닥만 바라보던 진주 씨가 잠시 고개를 들었다. 20대의 젊은 얼굴 안에는 불안해하는 눈빛이 담겨 있었다.

28세, 그러나 뼈 나이는 55세

'어떻게 넘어졌기에 골절까지 되었을까? 통증이 심했을 텐데 왜 바로 병원에 오지 않았지?'

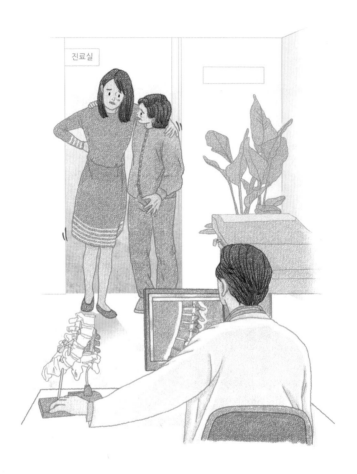

머릿속에 여러 질문이 떠올랐다. 잠시 침묵이 흐르자 진주 씨의 어머니가 먼저 입을 열었다.

"애가 3년 전부터 우울증이 있었어요. 밖에는 전혀 안 나가고 집에서만 지내고 있어요."

척추 의사, 인생 진료실에서 환자를 만나다

한숨을 내쉬며 진주 씨의 상황을 설명하던 어머니의 이야기를 들다 보니 꼭 해야 할 검사가 떠올랐다. 아직 젊은 나이인데 넘어진 다고 등뼈가 부러지는 경우는 흔치 않았다. 진주 씨의 뼈 상태가 의심되었다. 바로 골다공증 검사를 진행했다. 검사 결과는 생각보다 더 안 좋았다.

"환자 나이가 스물여덟인데 뼈 나이는 쉰다섯이에요. 먼저 정밀 검사를 받아 보셔야 할 것 같습니다."

우리 몸이 뼈를 생성하려면 비타민D와 칼슘 섭취 그리고 어느 정도의 일조량이 있어야 한다. 3년 동안 우울증이었던 진주 씨는 야외 활동을 거의 안 했다고 했다. 뼈를 생성하는 데 필요한 햇볕을 받지 못했던 상황도 골다공증의 한 원인이었을 것이다. 좀 더 정확한 골다공증의 원인을 찾기 위해 내분비 검사가 필요했다. 진주 씨는 노인성 골다공증이 아니기에 골다공증을 유발하는 원인을 정확히 알아야 한다. 척추 골절로 인한 요통을 치료하는 문제는 그 다음이었다. 이렇게 약한 상태로 뼈를 두었다가는 보이지 않는 곳에서 또 뼈가 부러지고 다시 붙고 하는 과정을 겪을 수 있기 때문이다. 그러다 보면 통증 뿐 아니라 20대의 젊은 진주 씨의 몸이 노인처럼 점점 굽어버릴 수도 있었다. 어머니의 팔을 잡고 힘없이 진료실을 나가는 진주 씨의 뒷모습을 보니 안쓰러움이 밀려왔다.

'용기내서 세상 밖으로 한 걸음 나갔다면 진주 씨는 지금 어떤

삶을 살고 있을까?'

　만약을 생각하다 보니, 마음이 답답해졌다. 돌이킬 수 없는 과거는 과거일 뿐이다. 스물여덟 살 진주 씨에게는 아직 희망이 있다. 그녀의 삶도, 뼈의 상태도 아직 기회가 있다.

젊은데 이런 치료를 해야 하나요?

　진주 씨처럼 골다공증은 아니더라도, 요즘 청년들의 뼈가 많이 약해져 있다. 건강한 뼈가 만들어지는 중·고등학교 시절 신체 활동이 줄어든 생활환경도 하나의 이유일 수 있다. 잘못된 자세로 컴퓨터 게임과 스마트폰을 많이 사용하다 보니 척추에 문제가 생겨 찾아오는 청소년들을 종종 만난다.

　학교 졸업 후에는 직장에서 장시간 업무를 하느라 의자에 앉아 있다 보면 청소년기에 튼튼하게 자라지 못한 척추와 근육은 통증으로 나타나기도 한다. 이렇게 병원을 찾아온 젊은 환자들에게는 치료와 함께 장시간 앉아 있는 경우의 올바른 자세를 알려준다. 그리고 허리 건강을 지킬 수 있는 간단한 스트레칭도 알려준다.

　오랜 시간 진료실 의자에 앉아 많은 환자를 봐야하는 의사들 역시 허리 건강을 위해 여러 방법으로 노력한다. 많이 걷기 위해 승용

차보다는 대중교통을 이용하며, 따로 시간을 내서 운동하기가 쉽지 않을 때는 병원에서 엘리베이터보다 계단을 이용하기도 한다. 이런 작은 습관들이 모여 척추 건강을 지킬 수 있기 때문이다. 진료실에서 간혹 젊은 환자들에게 이런 질문을 받고는 한다.

"젊은데 꼭 주사를 맞아야 하나요?"

"젊은데 이런 치료까지 해야 하나요?"

이런 선입견으로 치료의 타이밍을 놓치는 젊은 환자들이 있다. 젊기에 조금만 치료해도 곧 좋아질 수 있다. 그런데 젊으니까 저절로 좋아지겠지 하는 생각으로 두었다가 참지 못할 만큼 큰 통증이 나타나야 찾아오는 환자들이 있다.

생물학적으로 척추 뼈는 10대에 성장이 끝나고 노화가 시작된다. 그러니 20대부터 척추 관리를 잘해야 30대에 건강하고 힘차게 사회활동을 할 수 있다. 20~30대에 젊다고 척추를 혹사시키고 통증을 파스로 모면하다 보면 40~50대에 척추 질환이 커지기 마련이다.

요즘 청년들 앞에 무시무시한 수식어가 붙는다. 연애, 결혼, 출산을 포기했다는 삼포세대, 집과 경력까지 포기했다는 오포세대, 몸이 아파도 치료를 포기한다는 육포세대까지. 학창시절부터 사회생활까지 치열한 경쟁에서 살아남기 위해 애쓰다 지쳐버린 젊은이들의 슬픈 아우성처럼 들린다. 실제로 젊은 환자 중 건강을 포기한 채

살다가 심각한 상태로 병원을 찾는 경우가 많다. 경제적인 여유도 없고, 취업 준비하느라 병원에 올 시간적인 여유조차 없는 젊은이들이 부모님의 손에 이끌려온다.

"건강을 잃으면 모든 것을 잃는다"는 말처럼 건강을 포기하는 것은 미래를 포기하는 것과 같다. 스펙을 쌓기 위해 오늘도 고군분투하는 청년들에게 꼭 이야기해주고 싶다. "스펙 중의 제일 중요한 스펙은 건강이다."

골다공증 검사가 필요한 사람은 누구인가요?

골다공증은 '소리 없는 뼈 도둑'이라고 표현할 만큼 뼈가 부러지기 전까지는 증상이 거의 없는 것이 특징이다. 골다공증은 60세 이상의 고령 여성에게 흔하게 발생한다. 특히 폐경기 여성에게 많이 발생하는데 여성호르몬인 에스트로겐이 중요한 원인이다. 에스트로겐이 줄어들게 되면 뼈를 만드는 조골세포의 기능이 떨어지게 되고, 뼈를 파괴하는 파골세포의 기능을 활성화시켜 뼈가 급속히 악화되어서 골다공증이 나타난다.

이 외에 비타민D와 칼슘 섭취 부족, 흡연, 잦은 음주 등이 골

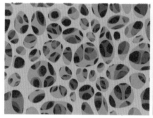 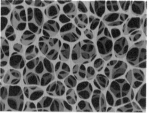

정상 뼈   골다공증성 뼈

다공증의 원인이 될 수 있다. 특히 갑상선질환 약을 복용하고 있거나 스테로이드 호르몬을 자주 맞는 환자, 류마티스 관절염, 전립선암, 신장병 등을 앓았던 환자도 골다공증의 위험에 노출되어 있기에 골다공증 검사를 꼭 받아봐야 한다.

　골다공증 치료 방법으로는 골세포 파괴를 막는 골 흡수 억제제와 뼈의 형성을 돕는 골 형성 촉진제로 나눌 수 있다. 약물치료부터 주사치료까지 다양한 방법 중 자신에게 맞는 치료를 2~3년 꾸준히 받게 되면 척추 골절 발생률이 50퍼센트 이상 줄어들게 된다.

　골다공증을 예방하기 위해서는 음식, 햇볕, 적절한 운동이 필요하다. 칼슘이 풍부한 멸치, 우유, 미역, 두부, 치즈, 콩 등의 음식을 챙겨 먹고 칼슘 보충제를 먹는 것도 도움이 된다. 하루에 20분 정도 지속적으로 햇볕을 쬐어 비타민D의 합성을 높여 주는 것도 방법이다. 30분 이상 걷기, 조깅, 완만한 경사의 등산 등 체중을 실어 하는 운동은 뼈를 튼튼하게 하고 근육을 강화시켜 도움이 된다.

아내의 인생을 뒤바꾼
남편의 선택

"원장님, 응급환자예요!"

요란스런 사이렌 소리가 병원 앞에서 멈췄다. 구급차 이동 침대에 실려 온 환자는 30대 여자였다. 소변줄을 찬 그녀의 다리는 이미 마비 증상으로 힘이 없어 보였다. 한 남자가 초조한 얼굴로 여자 곁을 지키고 있었다.

선미(가명) 씨의 증상을 보며 짐작되는 질병이 있었다. MRI 검사를 해보니 예상이 맞았다. 척추의 신경 다발 전체가 심각하게 눌리는 마미총증후군이었다. 마미총이란 척추의 신경 다발이 뭉쳐 있는 모습이 말꼬리처럼 생겼다고 해서 그렇게 부른다. 이 신경에는 다리 근육을 지배하는 신경, 대소변 조절 신경이 있다. 마미총증후군이면 이러한 기능이 한꺼번에 나빠지는 증상으로 나타난다.

선미 씨는 허리 디스크가 심하게 튀어나온 상황이었다. 그것도 왼쪽이나 오른쪽이 아닌 가운데로 튀어나와 신경 다발 전체를 심각하게 누르고 있었다. 마미총증후군으로 진단되면 몇 시간 내로 응급 수술을 해야 한다. 신경을 누르고 있는 시간이 길어질수록 신경이 회복되기 어렵기 때문이다. 자칫하면 다리 마비는 물론이고 대소변 장애까지 평생 안고 살아야 하는 상황이 벌어질 수 있다. 응급 상황을 설명하고 수술을 위한 보호자의 동의를 구했다. 하지만 선미 씨의 곁을 지키던 남편은 뜻밖의 질문을 했다.

"원장님… 수술밖에 방법이 없을까요?"

알고 보니 남편은 수술에 대해 강한 거부감을 가진 사람이었다. 1년 전, 다리와 허리 통증을 호소하는 선미 씨를 데리고 남편은 병원을 찾았다. 담당 의사는 디스크가 탈출한 상태가 심각하다며 수술을 권유했다. 하지만 그는 인터넷을 검색해 얻은 정보와 지인들의 말을 더 신뢰했다.

"허리 수술은 절대로 하는 게 아니라고 하더라고요…"

남편은 아내가 젊으니 수술이 아니어도 고칠 수 있다고 생각했다. 아내는 한방병원을 오고가며 1년을 보냈다. 아내의 상태는 점점 더 심각해졌다. 걷는 것도 어렵고, 대소변 보는 일까지 어려워졌다. 안 되겠다 싶었던 남편은 아내를 데리고 집 근처 병원에 찾아갔다.

그 병원에서도 디스크가 신경 다발을 심하게 누르고 있으니 바로 수술을 하라며 권유했다. 수술에 대한 거부감이 컸던 남편은 수술이 아닌 다른 방법을 찾아 다시 이 병원, 저 병원을 돌아다녔다. 그 사이 시간은 또 흘렀고, 아내의 상태는 많이 악화되어 버렸다. 아예 걷지도 못하고 소변도 볼 수 없는 상태가 되고 나서야 남편은 선미 씨를 구급차에 태워 우리 병원에 데려온 것이었다.

예전처럼 돌아오기는 쉽지 않습니다

"환자분은 디스크가 튀어나와 신경 다발을 누르고 있어서 바로 수술을 해야 했습니다. 하지만 이미 많은 시간이 지났기 때문에 지금 수술을 한다고 해도 신경이 손상되어서 걷는 기능이나 소변 기능이 예전처럼 돌아오기는 쉽지 않을 것 같습니다. 하지만 지금이라도 수술을 해서 신경을 풀어줘야 합니다."

의사로서 해줄 수 있는 말은 이것뿐이었다. 남편은 고개를 끄덕이며 깊은 한숨을 내쉬었다. 진료실 바닥에는 남편의 눈물이 뚝뚝 떨어져 있었다. 몇 달 동안 신경이 눌려 있던 선미 씨의 다리는 수술 후에도 예전처럼 회복되지 않았다. 남편은 선미 씨를 데리고 대학병원 재활치료센터까지 갔지만 한번 망가진 신경은 쉽게 회복되지 못

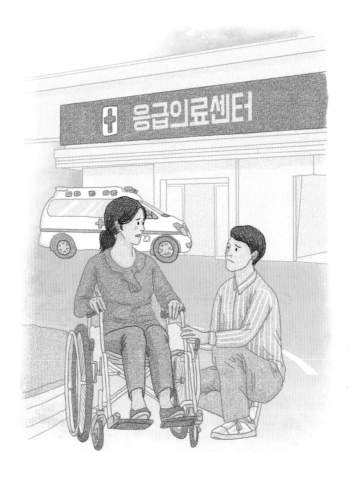

했다. 선미 씨는 대소변 장애와 다리 마비를 안고 살아가게 되었다.
지금 생각해봐도 선미 씨의 케이스는 너무나 안타깝다. 증상이 나
타났을 때 바로 수술했다면 어떻게 되었을까?

"수술은 안돼요. 저는 수술을 안 하려고 이 병원에 왔습니다."

이렇게 수술에 대한 거부감으로 의사의 설명조차 들으려 하지 않는 환자를 만날 때가 있다. 시간이 지나고 나서 '이 병은 수술이 아니면 안 되는 병이었구나' 하고 늦게라도 치료를 받으면 다행이다. 하지만 그동안 환자가 겪은 고통을 생각하면 의사로서 안타깝다. 수술은 의사가 혼자 결정할 수 없는 부분이다. 의사는 환자와 보호자가 올바른 결정을 할 수 있도록 도울 뿐이다.

허리도 안 아픈데 허리 디스크라고요?

수술은 절대 안 하겠다는 환자도 있지만, 반대로 수술을 받고 싶어도 수술을 받을 수 없는 환자도 있다.

자현(가명) 씨는 두세 달 동안 복숭아뼈 위 정강이 부위가 저리고 쑤셨다. 다리에 문제가 생겼다고 생각한 자현 씨는 동네 한의원에 가서 침을 맞았다. 한의원까지 걸어서 5분 거리를 다리가 아프니 쪼그리고 앉았다 걷다를 반복하며 20분 넘게 걸린 날도 있었다. 열심히 침을 맞아 봤지만 통증은 사라지질 않았다. 도리어 통증이 점점 심해져 잘 걷지도 못하고 활동량이 적어지니 식사도 잘 못하게 되었다. 그렇게 세 달 동안 고생한 자현 씨는 몸무게가 60킬로그램에서

47킬로그램까지 줄어버렸다. 너무 말라 엉덩이에 욕창까지 생긴 그녀는 다리 통증과 함께 욕창의 고통으로 힘든 시간을 보내고 있었다. 그러던 중 교회에 다니는 분의 이야기를 듣게 되었다.

"혹시 허리디스크가 있는 거 아니에요? 허리디스크가 있어도 다리가 저리고 쑤셔요."

"에이… 허리도 안 아픈데 무슨 허리디스크겠어요…."

말은 그렇게 했지만 자현 씨는 혹시나 하는 마음으로 병원에 왔다. 검사 결과는 노화로 인한 퇴행성 허리디스크였다. 수술을 해야 할 만큼 안 좋은 상황이라 피 검사를 포함한 기본적인 검사를 받았다. 그날 저녁 자현 씨 집으로 전화가 왔다. 병원이었다.

"당이 500까지 나왔어요. 아주 심한 당뇨이셔서 일단 당 수치부터 낮춰야 수술이 가능하세요."

병원의 권유대로 자현 씨는 바로 입원했다. 다행히 입원 후 당 수치가 조절되었고 2주 후 허리디스크 수술을 받았다. 지금은 걷는 데도 문제없고 몸무게도 57킬로그램까지 늘어나고 욕창도 사라졌다.

자현 씨처럼 당뇨나 혈압이 높은 환자는 당장 수술을 받고 싶어도 받을 수 없는 경우가 있다. 자현 씨의 경우 빠른 시일 내 당뇨 수치가 잡혔고, 수술이 가능했다. 자현 씨는 다리를 고치러 왔다가 허리에, 당뇨까지 치료받았다며 "나는 행운아"라며 거듭 고마움을 전했다.

척추는 우리 몸이 움직일 수 있도록 하는 몸의 뼈대이자 중요한 몸의 신경이 위치해 있는 곳이다. 수술에 대한 두려움이나 편견 때문에 잘못된 선택을 한다면 돌이킬 수 없는 상황이 벌어질 수 있다. 척추 질환은 허리와 발목, 발가락, 다리의 근력과도 직결되기 때문에 당장 보행이나 대소변에 문제가 발생할 수 있다. 남편의 잘못된 판단으로 수술 시기를 놓쳐버린 선미 씨를 생각하면 안타깝다. 중요한 선택 앞에서는 두려움보다 옳은 길을 선택하겠다는 용기가 필요하다.

허리디스크(요추 추간판탈출증)란?

디스크는 병명이 아닌 척추의 조직 중 하나다. 척추 뼈와 뼈 사이에는 쿠션 역할을 하는 말랑말랑한 조직이 있다. 이것이 바로 추간판(디스크)이다. 디스크 한가운데에는 단백질로 이루어진 '수핵'이라는 물질이 있고, 이 수핵을 둘러싸고 있는 '섬유륜'이라는 막이 있다. 수핵은 다량의 수분을 함유하고 있어 유연하고 탄력이 있다. 하지만 나이가 들수록 이 수핵의 수분이 감소하면서 디스크가 예전처럼 몸의 무게를 탄력적으로 받쳐주지 못해 수핵이 섬유륜 밖으로 튀어나와 신경을 눌러 요통을 유발하는 질환

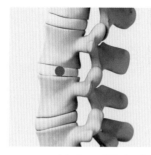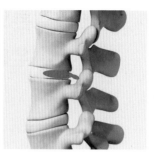

정상 디스크(왼쪽)와 돌출된 수핵이 떨어져 나간 디스크

이 바로 허리디스크로, 의학적 명칭은 요추 추간판 탈출증이다.

주된 증상은 요통과 함께 다리가 아프고 저린 방사통이다. 탈출된 추간판이 신경근을 자극하게 되어 신경근이 분포되는 다리에 감각 이상이 발생한다. 대개 감각 저하나 무감각을 호소하지만 통각 과민(대부분의 사람들이 '아프다'고 느끼지 않는 자극에 대해서도 아픔을 느끼는 상태)으로도 나타난다. 드문 경우이나, 돌출된 수핵이 크고 중앙에 위치한 경우 대소변 기능이나 성기능 장애 및 하지 마비가 올 수 있다.

디스크는 10대 무렵부터 퇴행성 변화가 나타나기 시작한다. 그러나 수핵이 줄어드는 것만으로는 아무런 증상을 느낄 수 없고, 섬유륜이 찢어질 정도가 되고 나서야 통증을 느낀다. 따라서 평소 올바른 자세로 디스크에 무리가 가지 않도록 관리해야 한다.

허리 질환으로 찾아온
우울증

ㅅ ㅅ ㅅ ㅅ ㅅ ㅅ ㅅ

"삐오~ 삐오~"

요란한 사이렌 소리에 이어 응급실 문이 열리자 환자 이송용 침대가 급히 들어왔다. 침대 위에는 여자 환자가 누워 있었다. 가까이 다가가 보니 익숙한 얼굴이었다. 2년 전부터 진료실을 자주 드나들던 50대의 김숙희(가명) 환자였다.

처음 진료실에 들어올 때 숙희 씨는 아들의 부축을 받으며 들어왔다. 평생 시장에서 야채 장사를 했다는 숙희 씨의 병든 몸은 힘겨웠던 지난 세월을 말해주는 듯했다. 20대부터 무거운 야채를 나르고, 시장 바닥에 앉아 야채를 다듬다 보니 숙희 씨의 허리는 온전한 날이 없었다. 허리가 아파도 장사 때문에 근처 한의원에 달려가 침을 맞고 오는 게 전부였다. 시장 일을 그만 둘 수 없으니, 숙희 씨는 허리 통증을 참으며 살아왔다. 그러다 시장 일이 많아지면 문제가 터지고는 했다.

2년 전 12월, 숙희 씨는 여지없이 진료실로 달려왔다. 오랜 시간 쪼그려 앉아 일을 하고, 무거운 야채를 옮기다 보니 안 그래도 노화된 디스크에 문제가 생긴 것이었다.

"원장님, 아예 움직이질 못할 만큼 아파요."

극심한 통증을 호소하는 숙희 씨를 일단 입원하도록 했다. MRI를 촬영해 보니 디스크내장증이었다. 디스크내장증은 디스크가 밖으로 튀어 나와 신경이 눌리면서 증상이 발생하는 일반적인 디스크 질환과는 다르다. 디스크의 껍질 부위가 찢어진 후에 염증이 생기고, 신경과 유착이 발생하여 반복적으로 심한 허리 통증이 발생하는 질환이다. 퇴행성 디스크는 노화된 디스크로 인해 "뼈근하다"는 정도의 잔잔한 통증이 나타난다. 하지만 디스크내장증은 조금만 무리해도 허리가 확 틀어지면서 극심한 통증으로 나타난다. 디스크내장증 환자들은 "허리 어떠세요?" 하고 물으면 이렇게 대답하고는 한다.

"일만 하면 아파요."

"조금만 무리해도 아파요."

허리 통증이 조금 나아진다 싶으면 숙희 씨는 다시 시장으로 갔다. 시장 일은 여전히 고되었지만 숙희 씨가 없으면 손님이 뚝뚝 떨어져 나가니 아프다고 집에 누워만 있을 수는 없었다. 참을 수 없을 만큼 허리가 아프면 한번씩 주사치료를 받으러 병원에 오며 통증을 견뎠다.

"그래도 요즘은 조심했더니 자주 아프진 않고, 증상도 심하진 않은 것 같아요."

"약 드시는 건 괜찮으세요?"

숙희 씨처럼 허리 질환으로 오랫동안 소염제를 복용하는 환자들에게는 약의 후유증을 체크해 봐야 한다. 허리 치료를 위해 소염제를 장기 복용하다보면 위궤양이나 위염이 나타날 수 있기 때문이다. 손과 발이 부으며 신장 기능에도 이상이 올 수 있다.

"좋아지셨는데 약을 좀 줄여보는 건 어떨까요?"

"…일하다 또 언제 아플지도 모르고… 그냥 약 주세요."

그동안 겪은 통증으로 불안한 마음이 컸는지 숙희 씨는 쉽게 약을 줄이지 못했다. 그리고 얼마 후 숙희 씨는 다시 진료실 문을 열고 들어왔다. 또 무리를 했던 것이다. 처음 찾아왔을 때만큼 심하지는 않았지만 얼굴은 전보다 더 어두워 보였다. 이전과는 달리 유난히 말수가 적어진 듯했다. 시장 일 때문에 힘들어 하는 마음이 눈에 보였다.

"일주일만 입원해서 치료해볼까요?"

아무런 표정이 없이 숙희 씨는 고개만 끄덕였다. 어찌 보면 입원하는 기간이 숙희 씨에게는 시장 일을 잠시 멈추고 몸과 마음이 잠시 쉴 수 있는 시간인 듯했다. 일주일 동안 신경치료와 물리치료를 받으면서 상태가 많이 좋아졌다.

"퇴원하셔서 계속 일을 힘들게 하시면 다시 나빠지세요. 일단 시장 일을 가족들에게 맡기고 잠시 쉬시는 건 어떠세요? 쉬시면서 재활 운동도 좀 하시고요."

통증이 많이 사라졌다고는 했지만 숙희 씨는 여전히 표정도, 말수도 없었다. 고개만 끄덕일 뿐이었다.

만성통증 환자들의 우울증

진료실에서 수많은 환자를 만나다보면 환자의 마음 상태까지 느껴질 때가 있다. 허리 통증이 만성질환이 된 환자 중에는 우울증이 있는 분들이 간혹 있다. 심한 경우에는 진료실에서 울음을 터트리기도 한다. 이런 경우에는 신경정신과와 협진해 우울증 진단을 하고 약을 처방해 드리기도 한다.

숙희 씨도 20년 넘게 허리 통증을 안고 시장 일을 하다 보니, 우울감이 밀려온 듯했다. 허리가 아파도 시장 일을 그만 둘 수 없는 상

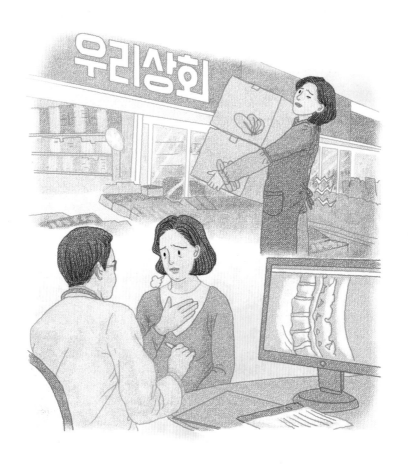

황이 숙희 씨를 더 우울하게 만드는 듯했다. 허리 치료를 위해서라
도 숙희 씨의 마음이 회복되어야 했다. 보호자인 아들을 불렀다.

 "어머니께서 약간 우울증이 있으신 것 같습니다. 치료를 받으시
는 게 좋으실 것 같아요."

척추 의사, 인생 진료실에서 환자를 만나다

"…아마 우울증이 있으실 거예요…."

아들도 어머니가 많이 힘들어 하고 계신다는 것을 알고 있었다. 그렇게 숙희 씨는 2년 6개월 동안 병원을 오고가며 몇 차례에 걸쳐 치료를 받았다. 약을 먹으면서 치료를 계속했지만 힘든 시장 일 때문에 병이 쉽게 낫지를 않았다. 일을 며칠 쉬면 좀 나아지긴 했지만 다시 무리하면 증상이 악화되는 게 문제였다. 계속되는 치료와 관리에도 잘 낫지 않는 경우에는 일반적으로 수술 치료를 고려해 보게 된다.

"나을 수만 있다면 차라리 수술했으면 좋겠어요."

숙희 씨 뿐 아니라 보호자인 아들도 2년 넘게 지속된 치료로 지쳐 있었다. 치료 기간과 상태, 통증 정도로 봐서는 수술이 필요하긴 했다. 하지만 아직 50대 초반이니 수술이 아닌 다른 방법을 사용해 볼 수 있었다. 한 번 더 비수술적인 치료인 신경성형술을 해보고, 약물치료와 운동을 하면서 경과를 지켜보자고 설득했다.

수술을 결정하기 전에

의사는 수술에 대해 신중해야 한다. 어느 의사가 봐도 디스크의 상태가 너무 망가져 수술을 해야 하는 환자도 있다. 약을 먹어도 아무 소용이 없는 그런 환자는 수술을 해야 한다. 사진이 수술할 정도는 아니지만 환자가 너무 고통스러워해서 일상생활을 하지 못한다면 수술을 고려해야 한다.

그러나 수술을 결정하기 전에 환자가 일상생활을 해나가며 치료할 수 있는 방법을 다양하게 시도해 본다. 환자와 보호자에게도 수술을 결정하기 전에 여러 번 생각해 보라고 권유한다. 수술이 아닌 간단한 시술이나 약물치료, 물리치료, 생활습관의 변화만으로도 나아질 수 있는 방법이 있다면 그것이 먼저다.

숙희 씨의 신경성형술은 성공적으로 잘 마무리되었다. 일주일간의 입원 치료 후에 증상이 호전되어 다시 일상으로 복귀할 수 있었다. 마음도 많이 건강해진 숙희 씨는 약물치료를 꾸준히 받으면서 운동도 병행했다.

그 후 한동안 외래 진료에서 숙희 씨의 얼굴을 볼 수 없었다. 그러던 12월 어느 날, 저녁 회진을 돌다가 우연히 병원 복도에서 숙희 씨와 마주쳤다. 다른 환자의 병문안을 왔다고 했다. 그동안 숙희 씨의 허리 상태는 어땠는지 궁금했다.

"운동도 하고 좀 쉬면서 허리가 많이 좋아졌어요. 시장 일도 쉬엄쉬엄 하게 됐고요. 안 그래도 얼마 전 시장 일이 많아져서 무리를 했더니 허리가 좀 불편하더라고요. 조만간 진료 보러 갈게요."

건강하고 밝은 얼굴의 숙희 씨를 보니 더없이 반가웠다. 2년이 넘는 시간동안 환자를 치료하며 수술할 것인가, 비수술 치료를 한 번 더 해볼 것인가를 고민했던 시간이 떠올랐다. 신중하게 판단하고 치료한 후에 환자의 건강해진 모습을 보니 마음이 뿌듯했다.

비수술 척추치료
신경성형술이란?

신경성형술(경막외신경성형술)은 척추에 여러 질환으로 인해 염증이 생겼을 때 1밀리미터의 초소형 카테터라는 관을 삽입해 통증의 원인이 되는 부위를 찾아 약물로 신경 유착을 풀어주는 시술 방법이다. 신경성형술의 가장 큰 장점은 국소 마취로 진행되며 20분 이내의 짧은 시술 시간으로 부담이 적고, 정상 조직의 손상이 거의 없다는 것이다.

간단한 국소 마취로 시술이 이뤄지므로 전신 마취가 어려운 고령, 당뇨병, 고혈압 환자도 시술이 가능하다. 입원 없이 시술 후 바로 일상생활이 가능하며 디스크 수술에 비해 경제적인 부담도 적다. 특히 만성적인 요통 환자, 척추관협착증 환자에게 효과적이다.

환자의 관리 여부에 따라 시술 효과가 오래 지속되는 환자도 있고 짧은 환자도 있다. 환자의 무리한 활동으로 인해 재발하는 경우에는 추가적인 약물치료를 해야 한다. 재발 시 매번 시술하기보다는 시술된 부위에 약물만 추가해도 좋은 효과를 볼 수 있다.

김장철만 되면
생각나는 그 이름

∧ ∧∧∨∧∧

해도 티가 안 난다는 집안 일. 하지만 강도 높은 가사 노동은 가정주부의 척추에 그대로 흔적을 남긴다. 이른 아침, 남편은 직장으로, 아이들은 학교로 챙겨 보내고 향숙(가명) 씨는 늦은 아침 식사를 시작했다. 가족들이 남긴 음식을 해치우다 보니 살이 많이 쪘다는 향숙 씨. 그래도 오늘은 김장하는 날이라 힘쓸 일이 많으니 든든히 먹어두기로 했다.

동네 아줌마들이 하나 둘, 향숙 씨네 집으로 모였다. 앞마당 수돗가에 쪼그려 앉아 절여둔 배추를 씻으며 수다를 떨다 보니 향숙 씨는 힘든 줄도 몰랐다. 김칫소를 만드느라 수십 개의 무를 썰며 손목과 허리가 욱신거렸지만, 이 또한 괜찮아지겠지 하고는 넘겼다.

서울의 젊은 엄마들은 김치를 사 먹는다고 하지만 강원도에 사는 향숙 씨는 이렇게 동네 이웃과 김치를 담아 먹는 게 낙이었다. 김장을 끝내고 다 같이 둘러앉아 김장 김치에 수육을 싸먹다 보면 피곤함이 싹 사라졌다. 수육 삶는 냄새가 나자 향숙 씨의 마음이 급해졌다. 서둘러 김장을 마치고 김장독에 김치를 꾹꾹 눌러 담았다. '한 덩치' 한다고 소문난 향숙 씨는 힘 하나만큼은 자신있었다. 김치가 가득 담긴 김장독을 옮긴다며 향숙 씨가 김장독을 들었다.

　"허억…."

　순간 허리에 뜨끔한 통증이 퍼지며, 향숙 씨의 입에서 신음소리가 흘러나왔다.

　"희동 엄마, 괜찮아?"

　"어머! 어떡해! 허리 삐끗했나 봐."

　향숙 씨는 민망한 마음에 "괜찮아요" 하고는 넘겼다. 동네 아주머니들과 둘러앉아 맛있게 김장 김치와 수육을 먹는 것으로 그날의 김장은 끝이 났다.

　다음 날 아침, 향숙 씨는 허리 통증으로 이불 속에서 몸을 일으킬 수가 없었다. 김장독을 들다 허리를 삐끗했던 게 생각났다. 안 되겠다 싶어 몸을 겨우 일으켜 근처 동네 병원을 찾았다.

　"젊으신데 살이 많이 찌셨네요. 살을 좀 빼시면 허리도 좀 더 건강해지실 겁니다."

허리를 진료하던 의사가 다이어트 이야기를 꺼냈다. 아이를 낳고 갑작스레 찐 살 때문에 병원에 갈 때마다 듣는 얘기였다. 한꺼번에 찐 살이 오랫동안 지속되다 보니 향숙 씨는 고혈압을 비롯해 병이 하나 둘 생겼다. 의사가 준 약을 먹어도 허리 통증은 쉽게 가라앉지 않았다. 도리어 약을 먹고 난 후 향숙 씨는 위장 질환이 심해졌다. 안되겠다 싶어 약 복용을 멈추고 파스를 붙이고는 허리 통증을 견뎌봤다. 하지만 시간이 지나자 다리까지 당겨왔다. 쉬면 괜찮아지겠지 하며 지내던 향숙 씨의 상태가 갑자기 심각해져 버렸다. 다리 마비에 소변 줄까지 꼽아야 하는 응급 상황이 벌어졌다.

남편과 큰 병원을 찾아갔지만 고혈압이 있어 수술은 어려울 것 같다는 소리만 들었다. 절박한 상황에서 향숙 씨는 한밤중에 구급차를 타고 서울로 올라왔다. 종합병원 응급실에서 진통제를 맞으며 밤새 끙끙거리다 예전에 들었던 병원 이름이 떠올랐다. 아들이 교통사고로 입원해 있을 때 알고 지낸 간병인이 얘기해준 병원이었다. 향숙 씨를 태운 구급차가 우리 병원에 도착했다.

이렇게 한번에 회복될 줄은 몰랐네요

"원장님… 저 괜찮을까요? 정말 괜찮을까요? …흑흑흑…."

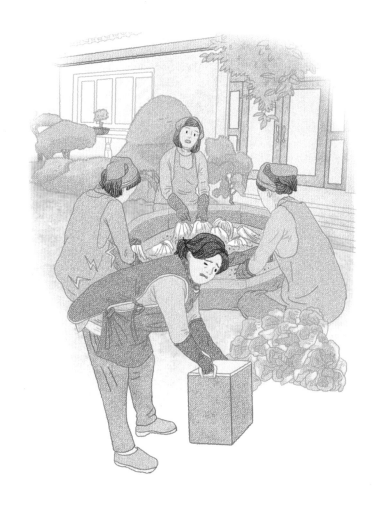

향숙 씨는 연신 흘러내리는 눈물을 훔치며 침대에 누워 있었다.

"디스크가 심하게 터져 신경을 누르고 있는 상태가 심각하세요. 바로 수술을 해야 할 것 같습니다. 응급 상황이어서 정밀 검사를 하

척추 의사, 인생 진료실에서 환자를 만나다

고 바로 응급으로 수술을 진행하겠습니다."

수술 다음 날, 향숙 씨 얼굴이 활짝 펴 있었다.

"원장님, 허리 수술을 했는지 안했는지도 모르겠어요. 몸이 엄청 가볍고 다리가 하나도 안 당겨요. 우리나라 의료기술이 발달했다고는 들었지만 이렇게 단번에 회복될 줄은 몰랐네요."

다리 마비에 소변줄까지 차고 구급차에 실려 온 향숙 씨는 수술 후 며칠 만에 남편과 함께 걸어서 퇴원했다. 한 달 후, 진료실을 찾은 향숙 씨는 언제 아팠냐는 듯 생기 넘쳐 보였다. 향숙 씨는 진한 감사 인사를 남기고 떠났다.

"원장님 못 만났으면 저 무지 고생했을 뻔했어요. 동네 사람들이 어떻게 그렇게 좋아졌냐고 수술한 것 같지도 않다고 더 놀란다니까요. 강원도에 휴가 오시면 꼭 연락주세요. 오징어 회라도 푸짐하게 대접할게요."

얼굴 모양이 다르듯 척추 모양도 달라

향숙 씨의 케이스처럼 이런 드라마틱한 효과가 나타날 때는 의사도 힘이 난다. 모든 척추 치료가 이와 같다면 얼마나 좋을까. 척추는 문제가 생기면 암처럼 떼어서 버릴 수 있는 부분이 아니다. 수술하고 치료했다 하더라도 시간이 지나면 지날수록 퇴행하는 척추에는 계속 문제가 발생할 수밖에 없다. 허리 질환은 전혀 아프지 않게 치료하는 게 목적이 아니다. 덜 아프고 덜 망가지게 해서 환자가 좀 더 편하게 지낼 수 있도록 하는 게 목표다. 척추 뼈는 시간이 지날수록 노화되기 때문에 아무리 대단한 명의라도 젊은 시절의 척추로 돌아가게 할 수 없다.

간혹 진료실에서 이런 말을 하는 환자들을 만난다.

"옆집 할머니가 뼈가 부러졌는데 재활 운동을 잘해서 나았대요."

"우리 동네 사람이 허리가 아팠는데 이런 치료를 해서 나았대요. 원장님, 저도 그 치료를 해주세요."

사람마다 얼굴 모양이 다르듯 척추 모양도 제각기 다르다. 척추 각각의 모양도 다르고 골절된 모습도, 디스크가 튀어나온 모양도 다 다르다. "이렇게 치료하면 다 낫는다"고 치료는 공식화되어 있는 게 아니다. 사람의 몸은 기계와 다르기 때문이다. 기계는 돈을 주고 문제가 되는 부품을 떼어내서 새로 바꾸면 되지만 사람은 태어날 때부터 가지고 있는 부분을 잘 관리하고 보존해서 오래 사용해야 한다. 그래서 척추도 당뇨나 고혈압 같은 만성질환처럼 잘 관리하고, 문제가 생기면 빨리 치료해야 한다.

처음 환자를 치료할 때는 의사의 손을 거치면 환자들이 다 좋아지는 줄 알았다. 그런데 수술을 잘했다 해도 계속 통증을 호소하는 환자들이 생겼다. 이쪽이 아프다고 해서 치료하면 다음에는 다른 곳이 아프다며 찾아오는 환자들도 만났다. 의사가 환자의 통증을 다 해결해 줄 수 있는 것은 아니었다. 이제는 문제가 있는 부분을 한 번에 다 치료하려고 무리하지 않는다. 다만 "환자의 몸이 내 몸이다"라는 생각으로 환자의 입장에 서서 더 신중하게 치료한다.

· 죽어도 좋으니 우리 엄니 수술해주이소
· 자식에게 부담을 주고 싶지 않지만
· 또 허리가 부러져 버렸소
· 어머님이 치매이신데 수술할 수 있을까요?
· 감 수확철이면 찾아오는 어르신
· 여든이어도 수술하고 골프 칩니다

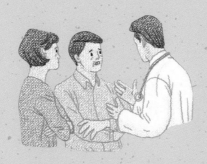

100세 시대,
부모님의 척추 건강

죽어도 좋으니
우리 엄니 수술해주이소

ᄉᄉᄉᄉᄉ

월요일 아침, 봄이라고 하기에는 아직 쌀쌀한 날씨였다. 이른 시간에 할머니 두 분이 진료실을 찾으셨다. 좀 더 정정해 보이는 할머니께서 아담한 체구의 연세 지긋한 할머니를 부축해 오셨다. 이씨 할머니는 의자에 앉으시기도 전에 간절한 표정으로 부탁하셨다.

"원장님, 우리 어머니 수술 좀 해주시오. 노인네가 걷지도 못하고 아무것도 못해."

일단 의자에 앉으시라고 권하고는 어머니의 상태를 여쭤봤다. 어머니 대신 딸인 이씨 할머니가 나섰다.

"집에 내려가 보니 어머니가 꼼짝 못하고 방구석에만 누워 계시지 않겠소. 안 되겠다 싶어 모셔와 동네 병원을 싹 다니며 물리치료도 받고, 주사도 맞고 약도 다 먹어봤는데 소용이 없어. 이렇게 잘 걷지도 못하는데 어찌 살겠소."

이씨 할머니는 어머니를 바라보며 깊은 한숨을 내쉬었다. 어머니는 3년 전부터 다리가 당기고 아파서 걷는 게 불편하셨다고 했다. 약간의 치매 증상이 보이는 어머니는 아프다고만 하시지 통증에 대해 잘 표현하지 못하셨다.

"대학병원에서도 수술을 안 해줘. 어머니가 나이가 많다고···. 에휴···."

우리 병원에서는 혹시 수술이 가능할까 싶어서 어머니를 모시고 오셨다고 했다. 접수표에 적힌 나이를 보니 어머니의 연세가 여든일곱이셨다.

"어머니 연세가 많으시네요."

"호적이 잘못됐어. 우리 어머니가 실제 아흔셋이오."

딸인 이씨 할머니의 말대로라면 어머니는 100세를 바라보는 고령이셨다. 대학병원에서도 어렵다고 한 수술을 나 또한 섣불리 가능하다고 말하기는 어려웠다.

"일단 약부터 드셔 볼게요."

"아휴··· 약은 다 먹어봤는데 아무 효과가 없어."

이씨 할머니는 고개를 절레절레 흔들며 약이 아니라 수술을 시켜달라며 조르셨다. 눈물을 글썽거리며 부탁하는 이씨 할머니의 모습에 고민이 되었다.

"그럼 일단 정밀검사를 한번 해보시죠."

검사 결과는 척추관협착증이었다. 척추관협착증이란 허리를 구부릴 수 있는 척추 관절과 척추를 잡아주는 인대가 두꺼워지면서 신경관이 좁아져 다리로 가는 신경을 누르며 발생하는 질환이다. 다리로 내려가는 신경을 누르다 보니 허리가 굽어질 뿐 아니라 서 있거나 걸을 때 다리에 통증이 발생하고 점점 걷는 게 힘들어졌던 것이다.

MRI를 보니 허리 관절의 두 곳이 상태가 안 좋았다. 수술하지 않고서는 걷기 힘들 정도로 보였다. 하지만 93세의 고령과 왜소하고 연로한 몸으로 마취와 수술을 견디실 수 있을지 염려가 되었다. 수술을 한다 해도 회복은 제대로 하실 수 있을지도 장담할 수 없었다.

'앞으로 사시면 얼마나 더 사실 수 있을까? 혹여 수술하고 더 험한 고생을 하시기보다는 좀 힘들더라도 그냥 지내시는 게 낫지 않을까?'

여러 생각이 떠오르면서 마음이 복잡해졌다. 일단 약을 먹고 경과를 지켜보기로 했다.

"협착증에 좀 더 효과가 좋은 약을 드릴게요. 2주 정도 약을 드셔 보시고 결정하죠."

당장 어머니를 수술해 달라는 이씨 할머니를 겨우 설득해 2주

후에 다시 뵙기로 했다. 2주 후, 이씨 할머니는 어머니의 손을 붙잡고 진료실에 오셨다. 이번에도 진료실에 들어오자마자 조르기 시작하셨다.

"약은 하나도 효과가 없어. 우리 어머니 그냥 오늘 수술 해주시요."

할머니, 진짜 딸 맞으세요?

척추관협착증은 고통스럽긴 하지만 생명과 직결되는 병은 아니다. 90세가 넘었으니 허리뿐 아니라 심장이나 콩팥 같은 다른 장기들도 노화가 되어 마취를 견디기 힘들 수 있다.

"수술은 어려우세요. 어머님께서 연세도 많으시고 상태가 그리 좋지 않으셔서 수술하시다가 큰일 나실 수도 있거든요. 최악의 경우 수술 후에 회복하시다 돌아가실 수도 있습니다."

"아이고 원장님, 우리 어머니 수술하시다가 돌아가셔도 좋으니 그냥 수술 해주시요."

수술하다가 돌아가실 수도 있다는 의사의 말에도 막무가내로 수술해 달라고 하시니 불쑥 이런 말이 튀어나왔다.

"할머니, 친딸 맞으세요? 수술하시다 어머니가 돌아가실 수도

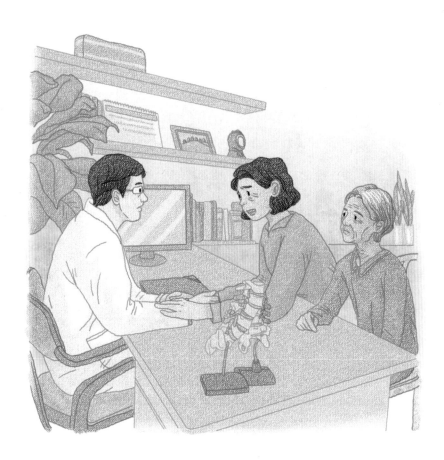

있어요."

　이런 말에도 이씨 할머니의 표정에는 흔들림이 없었다.

　"내가 우리 어머니 딸이니까 수술해 달라는 거요. 아픈 어머니가 오래 사시길 바라는 건 내 욕심이지. 앞으로 며칠을 살던 간에 고통스럽지 않게 사시다 가게 해드리는 게 내 소원이요. 이렇게 방 구석에서 한 발짝도 못 나가고 하루 종일 누워 계시다 돌아가실 바에는 수술이라도 한번 받아 보는 게 낫지…. 설령 잘못되더라도 내 원장님을 원망하지 않을 테니 제발 수술 좀 해주시요."

죽어도 좋으니 어머니를 수술해달라는 이씨 할머니를 앞에 두고 많은 생각이 떠올랐다.

'이씨 할머니의 입장이었으면 나는 어떻게 했을까? 부모님에 대한 진정한 효심은 무엇일까?' 한편으로는 의사로서 나이 드신 분들의 고통을 깊이 공감하지 못한 건 아닌지 돌아보게 되었다. 환자의 고통보다 치료 중에 있을지도 모르는 의료 사고에 대한 부담으로 수술을 피하려고 했던 건 아닌지 마음이 복잡해졌다.

척추관협착증 수술은 현미경을 보고 두꺼워진 인대를 제거해 좁아진 신경관을 넓히는 수술이다. 조직 손상이 많거나 출혈이 심한 수술이 아니어서 수술 자체는 큰 부담이 아니었다. 문제는 고령의 나이와 환자의 건강 상태였다. 고민 끝에 수술이 가능할지 마취과 선생님과 내과 선생님께 검사를 부탁드렸다.

"수술 시간이 많이 걸리지 않으면 척추 마취로 한번 해보죠."

어머니의 건강 상태를 꼼꼼하게 체크한 마취과 선생님의 의견을 듣고 '그래 한번 해보자'라는 심정으로 수술실에 들어갔다. 다행히 수술은 무사히 끝났다. 하지만 여기서 끝이 아니었다. 고령의 환자들은 수술이 끝났다고 안심할 수 없다. 어머니처럼 질환이 심한 상태로 오래 지속된 경우 수술의 결과나 회복 기간이 영향을 받기 때문이다. 어머니는 93세에 아픈 기간도 3년이 넘었고, 젊은 사람도 걷기 어려울 정도로 척추관협착증이 심한 상태였다. 수술 후 좋은 결과를 얻기는 쉽지 않은 조건이었다. 아니나 다를까 연세가 있다 보니 다른 환자보다 회복이 더뎌 보였다. 이씨 할머니는 수술 결과가 좋지 않더라도 괜찮다고 하셨지만 의사의 마음은 그렇지 않았다. 수술 전보다는 약간 나아진 듯했지만, 그것도 좋아지길 바라는 의사의 간절한 마음에 그리 보였을 수 있었다. 대개는 수술한 다음 날부터 거뜬히 걷고 활동할 수 있는데 병동에서 어머니가 거동하는 모습을 볼 수 없었다.

수명이 늘면서 통증의 기간도 늘고

어머니가 퇴원하시고 두 달이 지날 무렵, 이씨 할머니가 어머니의 손을 꼭 붙잡고 진료실을 찾으셨다.

"어머니, 좀 어떠세요?"

"…아퍼…."

수술해서 괜한 고생을 시켜드렸나 싶어 죄송스런 마음이 밀려왔다. 그런데 이씨 할머니의 얼굴은 싱글벙글이었다.

"원장님, 우리 어머니 수술하길 잘 했소. 예전에는 다리가 아파서 혼자서 방문턱도 못 넘었는데 이제는 혼자 동네 마실까지 다녀요. 우리 어머니 방구석에서 누워만 계시다가 돌아가실 줄 알았는데 이렇게 걸어 다니니 너무 좋네."

이씨 할머니의 말에 마음을 쓸어내렸다. 이씨 할머니는 시골에 계신 어머니께 드릴 약을 타러 종종 병원에 오셨다. 오실 때마다 어머니의 근황을 들려주시던 이씨 할머니는 언제부터인가 더 이상 오지 않으셨다.

3대 거짓말 중 하나가 "늙으면 죽어야지"라고 한다. 진료를 보다 보면 어르신들이 이 말을 다르게 표현한다.

"원장님, 살만큼 살았는데 왜 이렇게 안 죽는지 모르겠어요. 나이든 것도 서러운데 몸 여기저기 아프니 사는 것 같지가 않네요."

수명이 늘다보니 질병으로 인한 통증의 기간도 늘어났다. "왜 이렇게 안 죽는지 모르겠다"는 말이 오히려 어르신들이 고통을 호소하는 소리로 들린다. 자신이 아직 젊고 건강하다고 어르신들의 이런 하소연을 '나이 들어서 아픈 건 어쩔 수 없지' 하고 흘려들을 수 있다. 그래서 그분들의 고통에 대해 귀기울이지 못했던 건 아닌지 돌아보게 된다.

노인 인구가 늘고 있다. 우리 모두 언젠가는 노인이 된다. 노인분들이 고통을 덜 받으면서 지내실 수 있도록 도와드려야 하지 않을까. 우리 어머니 죽어도 좋으니 수술해달라고 간절히 부탁하셨던 이씨 할머니의 모습이 오래도록 기억에 남는다.

자식에게
부담을 주고 싶지 않지만

∧ ∧∖∖∧∕∧

"도대체 언제까지 치료해 드려야 합니까?"

그의 목소리에는 아버지를 책임져 온 장남의 지친 마음이 담겨 있었다. 의술이 발달하고 고령 환자의 건강 상태가 좋아져 여러 척추 질환의 치료가 가능해졌다. 하지만 고령 환자의 병원비 문제로 보호자와 부딪히는 경우 의사는 난감하고 안타깝다.

디스크가 돌출해 시술을 받았던 김씨 할아버지는 1년 후 다시 병원에 찾아오셨다. 검사를 해보니 다른 부위의 디스크가 돌출해 또 다시 시술을 받아야 하는 상황이었다. 김씨 할아버지의 보호자인 50대 아들이 아버지가 없는 곳에서 잠시 상담이 가능하냐고 물었다. 김씨 할아버지가 진료실을 나가자 그는 지친 목소리로 아버지를 부양하는 데 따르는 어려움과 경제적 부담을 토로했다.

"지난번에도 큰 마음먹고 시술해드렸습니다. 그런데 또 시술을 해야 한다고요? 요즘 하던 장사도 안돼서 매달 세를 내기도 어렵습니다. 저도 아주 어렵습니다…."

아들의 어려운 상황은 이해하지만 환자를 치료해야 하는 의사로서 안타까운 상황이었다. 김씨 할아버지는 디스크로 인한 통증이 커서 급히 시술을 해야 했다. 하지만 보호자인 아들의 동의 없이는 치료를 진행할 수 없었다.

경기가 좋지 않을 때는 생업을 유지하는 것만으로도 어려운 분들이 많다. 이러한 분들에게 부모님의 갑작스러운 수술 비용은 큰 부담이 아닐 수 없다. 여든이 넘은 환자들의 자녀는 50대인 경우가 많다. 가족 중 대학 다니는 자식이라도 있으면 자식 뒷바라지에 부모님의 수술 비용까지 감당해야 하는 게 50대 가장의 현실이다. 게다가 생업에서 은퇴해 경제적인 어려움을 겪는 이들이라면 상황은 더욱 어렵다. 하루하루 일해서 먹고 살아가는 50대의 자영업자들에게 부모님의 간병 문제까지 겹치면 문제는 더욱 복잡해진다.

50대 자녀들은 본인의 건강과 경제력의 변화만으로도 어렵다. 여기에 고령인 부모님의 반복되는 질병 치료로 정신적, 물질적 부담이 가중되고 있는 현실을 어떻게 해결할 수 있을까? 의사 역시 의사이기 전에 고령의 부모님을 모시는 자식이다. 아직은 책임져야 할

자녀가 있는 아버지이자, 부모님을 모시는 자식으로서 이들의 어려움은 남의 일 같지 않게 다가온다.

하지만 앞으로 살아갈 날이 살아온 날보다 적게 남아 있다 하더라도 고령 환자가 하루하루 버텨내야 하는 통증은 고통스럽다. 이런 고통이 당장 해결되기를 바라는 것은 인지상정이 아닐까. 보호자인 아들의 어려움도 이해하지만 의사로서 환자를 위한 이야기를 해줄 수밖에 없었다.

"약물이든 시술이든 가능하다면 일단 해봐야 하지 않을까요? 고통은 나이와 상관없이 똑같이 괴롭습니다. 치료를 받으시면 지금보다 더 좋아지실 걸 아는데 저토록 심한 고통을 본인의 의지로만 이겨내라고 한다면 어르신에게는 남은 인생이 지옥과도 같을 것입니다."

아들은 고민 끝에 아버지의 치료에 동의했다. 시술은 잘 되었고, 통증으로 고통스러워하던 김씨 할아버지의 얼굴도 밝아지셨다.

진료 현장에 있다 보면 고령 환자의 보호자들 간에 간병을 미루거나 치료비 문제로 언성을 높이는 경우도 보게 된다. 고령화로 인해 발생되는 문제의 현장을 보는 것 같아 씁쓸해지는 순간이다. 그나마 간호간병 통합서비스를 제공하는 병원이 늘고 있어 다행이다. 간호간병 통합서비스란 간호사와 간호조무사가 함께 환자를 돌봐주는 서비스로, 보호자가 밤낮으로 간병을 하지 않아도 된다.

척추 의사, 인생 진료실에서 환자를 만나다

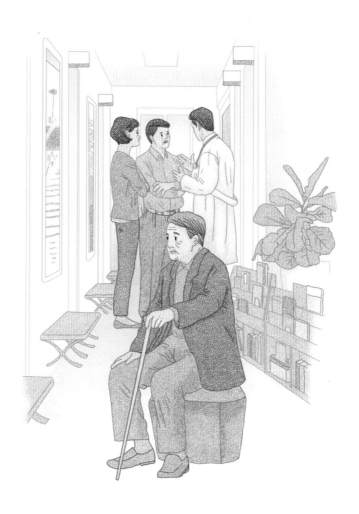

의학적인 전문 지식이 없는 자녀가 부모님을 간병하는 경우 고령 환자에게 오히려 불편함을 줄 수 있다. 게다가 간병을 하던 50~60대의 자녀들이 손목이나 허리 등의 부상을 당하는 상황도 종종 발

생한다. 간호간병 통합서비스로 병원비에 맞먹는 전문 간병인 비용을 지불하지 않고도 이런 부분을 부담 없이 해결할 수 있게 되었다.

'뼈 주사'로 통증을 참는 부모님

자녀가 병원비로 눈치를 준다 해도 자식과 함께 병원에 찾아오는 어르신들은 행복한 편이다. 고령 환자 중에는 아파도 병원에 오지 못하는 분들이 계신다. 자녀와 떨어져 먼 섬이나 산골의 병원 없는 의료 취약 지역에 계신 부모님들은 더욱 그렇다.

여든이 넘은 고씨 할머니도 그런 분이셨다. 섬에 사는 고씨 할머니는 유난히 피부가 얇고, 온몸에 파란 멍이 군데군데 있었다.

"명절을 맞아 집에 와보니 어머니가 방바닥을 기어 다니고 계시더라고요."

오랜만에 고향 집에 들른 딸은 어머니를 보고 깜짝 놀랐다. 통증 때문에 잘 걷지도 못하는 어머니를 모시고 병원에 찾아왔다. X-Ray를 찍어보니, 압박 골절이었다.

"할머니, 뼈가 부러지셨어요."

"응? 어디가 부러져?"

척추 골절이 된 줄도 모른 채, 고씨 할머니는 아플 때마다 무조건 '뼈 주사'를 맞았다. '뼈 주사'라고 불리는 신경차단술은 스테로이드 성분이 들어 있어 적절하게 사용하면 치료에 도움이 된다. 통증을 감소시키고 염증도 가라앉으며 부종도 가라앉히는 역할을 한다. 그러나 남용하면 약물의 부작용이 일어날 수 있다.

시골에서는 장날이면 이른 아침부터 보건소에 노인분들이 길게 늘어선 줄로 북적인다고 한다. 아침 일찍 버스를 타고 보건소에 와서 오전 6시부터 번호표를 받고 줄을 서 있다가 의사 선생님이 출근하면 뼈 주사를 맞고 장터에 간다는 것이다. 비싼 병원비로 자식에게 부담을 주기보다는 뼈 주사로 통증을 잠시 잊어보려는 부모님들의 마음을 이해한다. 하지만 문제는 뼈 주사에 너무 많이 노출되어 있는 상황이다. 대부분의 어르신들이 허리뿐 아니라, 무릎, 어깨 등 여기저기 몸이 안 좋다 보니 이 병원, 저 병원을 다니며 통증을 치료한다. 이렇게 약물에 노출되는 범위가 많아지면 그만큼 몸에 약물이 많이 들어가 부작용이 일어날 확률도 높아진다.

이런 주사를 자주 맞다 보면 피부가 얇아지고, 뼈를 약하게 만드는 골다공증에도 영향을 줄 수 있다. 이런 분들은 대개 피부에 멍도 있고, 조금만 건드려도 출혈이 생긴다. 당뇨가 심하거나 감염 질환을 앓은 전력이 있는 분들이 이런 뼈 주사를 자주 맞게 되면 당도 올라가고 감염의 위험성도 높아진다.

자식에게 병원비 부담을 주고 싶지 않아서

고씨 할머니는 뼈가 부러졌다는 말에 놀라는 눈치였다. 그리고 는 혼잣말처럼 내뱉었다.

"며칠 전 이불 털다가 뭐가 우두둑하더니만 그때 부러져버렸나 보네…."

평생 농사를 지으며 사시던 고씨 할머니는 허리가 아플 때마다 동네 의원에 찾아가 뼈 주사를 자주 맞았다고 했다. 파란 멍이 군데 군데 난 팔을 보니 상황을 짐작할 수 있었다. 골다공증 검사에서도 뼈가 심하게 약해진 상태로 나왔다.

고씨 할머니처럼 이불을 털거나 깨를 털다 허리가 부러져 오시 는 분들이 있다. 어떤 분들은 기침이나 재채기를 세게 했다가 척추 뼈가 부러져서 오시는 분들도 계신다. 대부분 심한 골다공증을 가 진 어르신들이다. 고씨 할머니는 골절과 함께 골다공증 치료도 함 께 진행했다. 뼈 주사보다는 경구약으로 내과와 협진해 치료한 결 과, 증상이 많이 좋아지셨다.

좀 늦긴 했지만 이렇게 딸의 손을 잡고 병원을 찾은 고씨 할머니 는 그래도 행복한 어르신이다. 의료 취약 지역에 찾아가 의료봉사를 하며 만난 어르신들의 허리 X-Ray를 찍어보면, 20~30퍼센트는 골절이 보인다. 통증이 심했을 텐데도 어르신들은 그냥 참으며 사신 것이다.

"어르신, 허리 뼈가 부러졌으니까 꼭 치료 받으셔야 해요."

이렇게 말씀드려도 병원을 찾는 분들은 많지 않다. 수술 후 돌봐줄 자녀가 없거나 자식에게 부담을 주고 싶지 않아서 "그냥 이렇게 살다 죽으련다" 하는 분들이 많다. 60대의 경우, 자식에게 의존하기보다는 독립적인 생활을 해나가는 분들이 많다. 하지만 자식에게 부담을 주고 싶지 않다고 70대에 독립해서 산다는 것은 쉽지 않다. 연령대가 높아질수록 자식에게 의존해서 사는 일은 어쩔 수 없는 현실이다. 질병을 앓게 되면 신체적인 고통만이 아닌 경제적인 문제도 함께 부딪히니 어르신들은 더욱 괴롭다. 고령화 속도가 빨라지는 대한민국에서, 우리가 함께 해결해 나가야 할 숙제다.

또 허리가 부러져 버렸소

∧ ∧∖∖∕∕∧

    평생 농사일을 하며 자식을 다 키워내셨다는 황씨 할머니는 여든의 나이에도 정정해 보이셨다. 하지만 척추 뼈가 자주 부러지는 게 문제였다.

    "어머니, 요추 1번이 압박 골절이 되셔서 아프셨던 거네요. 2년 전에도 요추 3번 압박 골절로 대학병원에서 수술을 받으셨다고요?"

    "만날 이놈의 허리가 문제여…."

    과거에는 두 가지 방법으로 척추 골절 환자를 치료했다. 골절로 인해 불안정성이 심하거나 신경압박이 심하면 척추유합술을 시행했다. 그렇지 않으면 3개월 동안 뼈가 붙을 때까지 눕혀 놓는 방법밖에 없었다. 1990년 초, 국내에 척추성형술이 도입되면서 척추 골

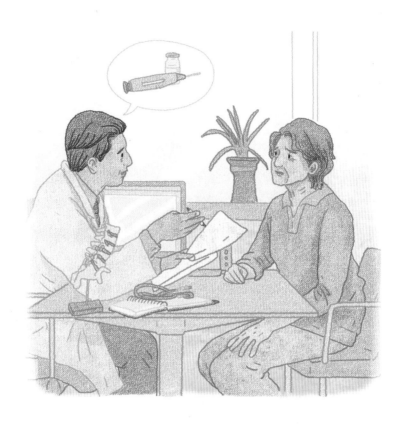

절 환자에게는 혁명과도 같은 치료가 가능해졌다. 척추성형술이란 가느다란 주사 바늘을 척추 뼈에 삽입해 특수 제작된 액체 골 시멘트를 채워 부러진 허리를 원래 상태에 가깝게 복원시키는 비수술 치료다.

척추성형술이 보편화된 요즘은 척추 골절이 진단되면 2주간 침상 안정과 약물치료, 주사치료와 같은 보존적 치료를 한다. 골절의 진행이 심해지지 않고 보존적 치료만으로도 치료되는 환자도 있다. 이런 방법으로 치료되지 않는 경우 척추성형술을 시행한다. 하지만 척추성형술로 인해 인접 부위에 골절이 일어날 가능성이 있다는 보고가 있다. 시술 후 시멘트가 굳어진 척추는 다른 척추보다 상대적으로 더 딱딱해지고 인접한 척추에 많은 힘이 걸리게 된다. 이런 이유로 척추 골절이 반복되는 환자에게는 척추성형술을 시행할지를 심사숙고하게 된다. "한 환자가 세 번 이상 척추성형술을 반복하는 경우는 무조건 피하자"는 의사로서의 원칙을 지키기 위해 고민한다.

황씨 할머니의 경우도 요추 3번 부위에 척추성형술을 했기 때문에 뼈가 단단해져 있을 가능성이 높았다. 그런데 요추 1번 부위에 또 한 번의 척추성형술을 하게 되면 요추 1번, 3번 모두 척추성형술로 단단해지게 된다. 그러면 그 사이에 끼어 있는 요추 2번은 상대적으로 약해져 골절 가능성이 매우 커질 수밖에 없었다.

"원장님, 수술 좀 해주소"

황씨 할머니는 골다공증 검사에서도 골밀도 -5점대로 골다공증이 심한 상태였다. 그러니 연쇄적인 척추 골절이 예측되는 상태였다. 일단 2주간 침상 안정과 약물, 주사로 보존적인 치료를 진행해보았다. 하지만 통증은 나아지지 않았다.

"맨날 병원에 누워 있어도 아프기만 하지 낫질 않아. 노인네 고생시키지 말고 원장님 수술해주소."

황씨 할머니는 척추성형술을 부탁했지만 추가 골절이 예상되었기에 조심스러웠다. 한 번 더 척추성형술을 하면 또 골절이 발생할 수 있는 확률이 높아지니 뼈가 붙기를 기다려 보자며 어르신을 설득했다. 하지만 골절로 힘들어하는 분을 설득하기는 쉽지 않았다. 게다가 척추성형술의 기적 같은 효과를 경험해 봤기에 시간이 지날수록 척추성형술을 강력하게 요구했다. 결국 환자의 요구에 따라 척추성형술을 시행했다. 환자는 시술 직후 드라마틱한 호전으로 기뻐했지만 그 기쁨은 오래 가지 않았다.

몇 달 후, 예상했던 대로 요추 2번의 압박 골절로 황씨 할머니는 다시 병원에 찾아오셨다. 이때도 척추성형술 시행 여부를 두고 실랑이를 해야 하나 싶었다. 그러나 이번에는 골절이 심하고 뼛조각이 뒤로 밀려나와 신경을 압박하고 있었다. 척추성형술을 시행할 수밖에 없는 상황이었다.

연속되는 골절의 범인, 골다공증

그 기간 동안 황씨 할머니는 골다공증 치료를 위해 비스포스포네이트 제재를 지속적으로 복용하고 있었다. 하지만 골밀도의 개선은 이뤄지지 않고 골절이 반복되었다. 효과적인 골다공증 치료를 위해 조심스레 부갑상선호르몬 치료를 권유해 보았다. 그러나 이 치료는 당시만 해도 한 달에 60만 원대의 비싼 비용이었다. 게다가 1~2년 동안 지속적으로 복용해야 하는 경제적인 부담 때문에 황씨 할머니는 기존에 먹던 골다공증약을 다시 복용하면서 경과를 지켜보기로 했다.

그 후에도 1년 주기로 척추 골절이 일어났다. 척추성형술이 아닌 다른 치료 방법을 선택하셨으면 어떻게 되셨을까 하는 아쉬움이 밀려왔다. 요추 4, 5번 골절로 척추성형술을 하셨다. 그 후 오른쪽 고관절까지 골절이 와서 대학병원에서 수술을 받으셨다. 그리고 지난 가을, 흉추 12번 압박 골절로 다시 진료실에 찾아오셨다. 황씨 할머니는 또 다시 척추성형술을 해줄 것을 간절히 부탁했다.

"어르신, 지난번에도 말씀드렸지만 어르신의 경우에는 척추성형술이 임기응변의 치료에 불과해요. 말씀드린 대로 계속 골절되셨잖아요."

연속적인 골절이 벌어지는 상황에서 환자를 이대로 둘 수는 없

흡수를 위해 식사 1시간 전에 복용해야 하며, 복용 후 바로 눕지 않아야 한다. 비스포스포네이트는 장기간 투여할 경우 턱뼈를 괴사시키는 부작용이 드물게 나타나기 때문에 치과 치료 시 주의를 기울어야 한다. 한편 부갑상선 호르몬도 골다공증의 효과적인 치료제로 사용되고 있지만 비용이 높다.

골다공증 골절은 50세 이상에서 급격히 증가하며 인구 1만 명당 발생률이 50대 80여 명, 60대 180여 명, 70대 350여 명, 80세 이상에서 500여 명으로 연령이 증가할수록 증가 추세를 보인다. 골절의 발생률이 높은 신체 부위는 척추, 손목, 대퇴골(넙다리뼈), 상완골(위팔뼈), 쇄골 순으로 척추 골절과 골다공증의 밀접한 관계를 보여준다.

어머님이 치매이신데
수술할 수 있을까요?

∧ ∧∧∧∧∧

이른 아침, 김씨 할머니가 침대 위에서 경련을 하며 호흡 곤란을 일으켰다. 전에도 이런 일이 벌어지긴 했지만, 아들 진호(가명) 씨는 매번 어찌 해야 할지 난감했다. 거품을 물고 경련하는 어머니를 보고 있을 수만은 없었다. 혹여 침대에서 떨어질까 싶어 어머니를 붙잡아 보았지만 그만 방바닥에 툭 떨어져 버렸다. 잠시 후 경련이 멈추고 어머니의 호흡과 의식이 돌아왔다. 어머니가 치매에 갑작스런 경련 증상까지 있으니 가족들의 고생이 이만저만이 아니었다. 그런데 이번에는 경련을 하고 난 후 통증까지 호소했다.

"허리가 아프세요?"

"아이고… 아이고… 아파… 아파…."

척추 의사, 인생 진료실에서 환자를 만나다

침대에서 떨어지며 혹시 허리가 다친 건 아닌지 걱정이 된 진호 씨는 어머니를 모시고 병원에 왔다. 김씨 할머니는 외래 의자에도 앉지 못하는 상태였다. X-Ray를 찍어 보니 척추 뼈에 금이 간 상태였다. 김씨 할머니는 오래 전부터 혈압약을 복용하고 있었다. 골다공증으로 인해 뼈가 약해지고, 퇴행성관절염으로 연골도 많이 손상된 상태였다. 보통 척추 골절이 되면 곧바로 수술에 들어가기 전에 2주 동안 보존적 치료를 하며 상태를 지켜봐야 한다. 하지만 언제 또 경련으로 호흡 곤란이 올지 모르는 환자에게 척추 골절은 호흡을 더 힘들게 할 수 있었다. 수술을 하지 않고 2주간 기다릴 수 없는 상황이었다.

골절로 인한 통증으로 숨 쉬는 것조차 힘들어 하는 환자를 보니 안 되겠다 싶어 응급으로 척추성형술을 시행했다. 척추성형술은 부분 마취로 뼈가 깨진 부위에 인체 시멘트를 넣어 시술하면 20~30분 만에 통증이 반 이상으로 떨어지며 상태가 좋아진다.

"좀 괜찮아지셨어요?"

"이제 좀 살 것 같네."

수술 후, 아픈 게 많이 나아졌다며 김씨 할머니는 좋아했다. 하지만 그것도 잠시, 퇴원 후 외래 진료에 온 김씨 할머니는 아직도 아프다며 힘들어 했다. 고령 환자라고 해도 평소 건강 상태가 좋고, 수술 후 재활 운동을 잘하면 통증이 거의 없어지기도 한다. 하지만 대부분의 고령 환자들은 이미 척추 뼈나 연골이 많이 손상되어 있어 수술 후 통증이 감소할 수는 있지만, 완전히 사라지지는 않는다. 수술만 하면 통증이 완전히 사라질 것이라고 기대했던 고령 환자에게 이 부분을 이해시키기는 쉽지 않다.

보호자와 환자에게 상황을 설명하고 지속적인 약물치료를 병행하며 몸에 무리가 가지 않을 정도의 꾸준한 재활 운동의 필요성을 말씀드렸다.

"운동하시면서 관리하셔야 해요. 그래야 조금씩 좋아지세요. 가장 좋은 건 걷기에요. 어머님 모시고 하루에 동네 한 바퀴라도 꼭 걸으세요."

고령 환자에게 더 중요한 수술 후 관리

척추 질환은 전염병이나 유전병이 아니라 척추를 많이 사용해 노화가 되어서 나타나는 질환이다. 고령의 환자들은 허리뿐 아니라 심장이나 콩팥 등 다른 장기도 노화가 된 상태로 오는 경우가 많다. 척추 상태가 아무리 수술이 필요하다 할지라도 마취과 선생님과 협진을 통해 환자의 마취 가능 여부를 확인해 봐야 수술을 결정할 수 있다. 노화된 몸의 장기들이 마취를 견딜 수 없다면 수술이 불가능하다.

수술하면서도 고령의 환자들은 뼈가 약해진 상태이다 보니 손상을 덜 주기 위해서 좀 더 신경을 써야 한다. 사실 수술보다 더 큰 문제는 수술 후 관리다. 고령 환자의 회복 기간은 젊은 환자에 비해 오래 걸린다. 회복되는 기간 동안 관리를 잘해야 하는데 고령의 환자들은 관리가 잘 안되는 경우도 많다. 수술 후 지켜야 할 수칙을 잊어버리고는 한다. 당장 통증이 완화되면 하지 말아야 할 동작을 하다가 재발이 되어서 다시 병원에 찾아오기도 한다. 그래서 고령의 환자를 수술하고 나면 보호자인 자녀를 불러 주의사항을 꼭 숙지시킨다. 퇴원 후 자녀가 일주일에 몇 번이고 전화를 드려 수술 후 지켜야 할 수칙을 잔소리처럼 해드려야 부모님의 건강이 그나마 빨리 회복된다.

보호자 중에는 부모님이 수술하셨으니 병원에 오래 입원해 계시면서 완전히 회복되어서 퇴원하는 게 좋겠다고 생각하는 이들도 있다. 하지만 연세가 많은 분들이 병원에 오래 입원해 계신 것은 좋지 않다. 날마다 병실에 누워만 있게 되면 폐렴을 비롯해 다른 질병이 찾아오기 쉽다. 간혹 노인 환자 중에는 수술 후 섬망 증세처럼 헛소리를 하고 헛손질을 하며 사람을 못 알아보는 분들도 계신다. 이런 증상은 퇴원 후 집에서 머물다 보면 좋아진다. 고령의 환자에게 제일 좋은 환경은 집과 같이 편하고 익숙한 곳이다. 수술 후 입원 기간은 가급적 짧게 하고 집에서 지켜야 할 부분만 잘 지키며 일상생활을 하는 방법이 건강을 회복하는 데 좋다.

치매 걸린 부모님의 척추 관리

어느 날 환자 대기실에서 고함 소리가 들려왔다. 알고 보니 어제 진료를 봤던 최씨 할머니였다. 다리가 당긴다고 하셔서 MRI를 찍어보니 디스크가 터져 있었다. '이 정도면 꽤 아프셨을텐데 어떻게 참으셨나' 싶을 만큼 수술이 필요한 상태였다. 그렇게 어제 멀쩡하게 진료를 받고 가셨던 할머니가 대기실에서는 발버둥을 치며 며느리와 실랑이를 벌이고 있었다. 할머니를 겨우 진정시켜서 진료실에 모시고 온 며느리가 한숨을 내쉬며 상황을 설명해 주었다.

"어머님이 치매가 좀 있으세요."

어느 정도로 심한 치매인지 신경내과에 의뢰를 넣었다. 검사를 해보니 최씨 할머니의 치매는 생각보다 심각했다. 3급이 아니라 2급 수준이었다. 그 정도라면 수술이 불가능했다. 치매 환자는 수술도 문제이지만, 수술 후 관리도 문제다. 상처에 대한 인식이 없어 수술 부위의 거즈를 뜯어 낼 수도 있다. 주사를 맞기도 어렵고, 누워서 안정을 취해야 하지만 병실을 돌아다니는 상황이 발생할 수도 있다.

"어머님이 치매가 심하셔서 수술은 어려우실 것 같습니다."

며느리에게 수술할 수 없는 상황에 대해 설명해 드렸다. 치매 환자는 통증을 잘 인식하지 못한다. 최씨 할머니도 그러기를 바라며 필요한 약을 처방해 드렸다.

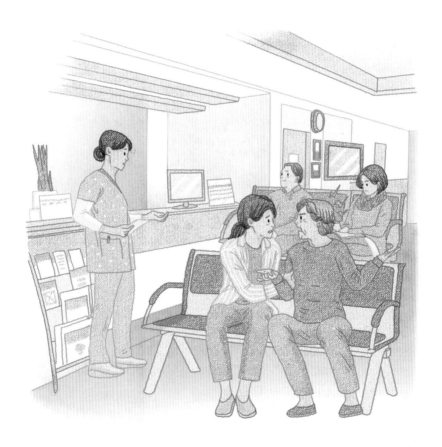

예전에 비하면 고령 환자들의 건강 상태가 많이 좋아졌다. 그러다 보니 이전보다 약물치료, 시술, 수술을 권유하고 시행하는 연령층이 매년 올라간다. 병원에 내원하는 대부분의 노인분들은 당뇨, 고혈압 등 여러 질환으로 이미 약을 복용하고 있거나 노화로 인해 여기저기 만성적인 통증을 가진 분들이 많다. 이런 일상적인 만성 통증에 급성 허리디스크 돌출이나 척추 뼈 손상으로 인한 갑작스런 통증까지 더해지면 고통스러움은 배가 된다. 하지만 이미 척추가 노화된 고령 환자의 경우 시술이나 수술만으로 통증이 완전히 사라지기는 쉽지 않다. 척추 질환으로 고생하는 고령 환자들을 보며 젊은 환자들에게 더욱 권하게 된다. 100세 시대, 현명한 노후 준비는 '꾸준한 운동과 척추 관리'라고.

우리 부모님도 척추압박골절인가요?

척추압박골절이란 외부의 강한 충격으로 척추 뼈가 주저앉은 형태로 골절되는 질환을 말한다. 폐경기 이후의 여성이나 고령으로 인해 골밀도가 낮아져 있는 경우에 가벼운 충격, 외상 또는 무거운 물건을 들거나 재채기로도 골절이 유발될 수 있다. 골밀

척추 의사, 인생 진료실에서 환자를 만나다

도가 낮은 분들은 무리한 운동을 하거나 문지방에 부딪히는 약한 충격에도 뼈가 골절될 수 있기에 항상 조심해야 한다.

척추압박골절은 요통이나 흉통을 유발하는 경우가 많고 허리 주변으로 통증이 확대되는 방사통이 가장 흔한 증상이다. 가만히 누워 있을 때는 별다른 증상이 없다가도 앉거나 일어날 때 부서진 뼈의 마찰로 심한 통증이 유발된다. 고령 환자가 척추압박골절로 누워 있는 시간이 길어지면 심폐 기능 저하, 욕창, 방광 기능 저하 등의 문제가 발생할 수 있다. 또한 골절된 뼈가 신경관을 누르게 되면 심한 통증, 마비, 대소변 장애 증상까지도 나타날 수 있다.

척추압박골절을 단순 요통으로 생각하고 치료를 받지 않고 그냥 지내는 어르신들이 의외로 많다. 척추압박골절은 X-Ray 검사나 CT, MRI, 골밀도 검사 등을 종합적으로 실시해 확인할 수 있다. 증상이 경미한 경우에는 약물 요법이나 침상 안정만으로도 충분히 치료될 수 있다. 하지만 증상이 심해서 움직일 수 없을 정도의 통증이 있다면 척추성형술로 치료할 수 있다. 골절되기 전 상태로 뼈 모양을 복원하는 척추성형술은 시술 시간이 짧고 전신 마취나 척추 마취를 하지 않아도 되기 때문에 고령의 환자나 합병증이 염려되는 환자도 받을 수 있다. 척추압박골절은 골밀도와 상관 관계가 높기에 정기적인 골밀도 검사로 뼈 건강을 확인해 보는 것이 좋다.

감 수확철이면 찾아오는 어르신

∧ ∧∨∨∧∨∧∨

　　보통 명절 연휴 다음 날은 마음의 준비를 단단히 하고 병원으로 출근해야 한다. 연휴 다음 날 병원은 환자들로 북적인다. 연휴 기간 동안 고향에 내려온 아들과 딸의 손에 이끌려 병원을 찾는 어르신들이 특히 많다. 자녀들이 오랜만에 부모님을 뵈러 왔다가 여기저기 아픈 몸을 참고 계신 부모님을 모시고 병원을 찾는다. 최씨 할머니도 그렇게 아들의 손을 잡고 병원에 오셨다.

　　"어머님이 방 안을 엉금엉금 기어 다니며 겨우 생활하고 계시더라고요. 한 달 전에 감을 딴다고 나무에 올라가셨다가 떨어지셨다고 해요. 어휴⋯ 그렇게 감을 따러 왜 나무에 올라가요. 사람 불러서 하지."

속상한 마음이 가득 담긴 눈빛으로 아들은 어머니를 바라보았다. 팔이나 다리 뼈가 부러지면 대부분 바로 병원에 오지만 척추 골절은 그렇지가 않다. 척추는 보이는 곳이 아니다 보니 부러져도 당장은 외형상의 변화가 없다. 다만 통증만 있을 뿐이다. 그래서 큰 병원에 오기 쉽지 않은 시골 어르신들은 뼈가 부러진지도 모르고 통증을 참다가 한참이 지난 후에나 오신다.

"떨어지셨으면 바로 병원에 오셨어야죠! 그렇게 참고 계시면 어떡해요."

"허리 아픈 게 어디 하루 이틀이냐."

"아휴… 그렇게 아프시면 119라도 부르시지…."

아들과 어머니의 애정 어린 말다툼이 계속 이어졌다. 감 수확철인 11월이면 종종 벌어지는 진료실 풍경이다. 창원 인근에는 감 농사를 하는 어르신들이 많다. 감 따는 철이 되면 최씨 할머니처럼 감을 따러 나무에 올라갔다가 떨어져서 병원에 오는 환자들을 종종 만난다.

"X-Ray 찍고 오세요."

아들과 어머니의 대화가 쉽게 멈추질 않을 것 같아 일단 X-Ray실로 보냈다. 감 농사를 짓는 60~70대 할머니들은 대부분이 골다공증이 있으셔서 조금만 높은 곳에서 떨어져도 바로 골절로 이어진다. 최씨 할머니도 흉추 12번이 깨져 있었다. 감나무에서 떨어진 분들은 주로 흉추 12번이나 요추 1, 2번이(11쪽 척추 그림 참조) 골절된다. 흉추와 요추 사이가 약하다보니 골절이 잘 발생하는 부위이다.

"어머님, 허리 뼈가 부러지셨어요. 뼈가 잘 붙게 하는 시술을 하셔야 해요."

"수술? 다 늙어서 무슨 수술이야 그냥 살지."

시술을 수술로 들으신 할머니가 완강하게 팔을 저으며 그냥 집에 가시겠단다.

"아니요. 15분이면 끝나는 간단한 시술이에요. 걱정 안 하셔도 돼요."

"다 늙어 비싼 수술은 해서 뭐 하나. 나 감 말리러 집에 가야 한다."

최씨 할머니께서 시술을 안 하겠다고 버티자 아들이 나섰다.

"어머니, 제가 병원비는 다 내고 갈 거니까요. 돈 걱정 마시고 시술해요. 지금도 아파서 꼼짝도 못하시면서 무슨 감을 말려요."

뼈가 부러지면 그 안의 기둥이 무너져서 안이 휑해진다. 그러면 의학용 시멘트를 넣어서 기둥을 세워서 강화시켜주는 척추성형술이란 시술을 해야 한다. 부분 마취를 하고 척추 뼈에 시멘트를 넣어 부러진 부분을 연결시켜주는 것이다. 그렇게 고정시켜두면 뼈에서 골진이 나와 부러진 뼈와 뼈가 붙는다. 그런데 이런 시술 없이 부러진 채로 척추를 오래 두면 통증만이 아니라 부러진 뼈는 제멋대로

척추 의사, 인생 진료실에서 환자를 만나다

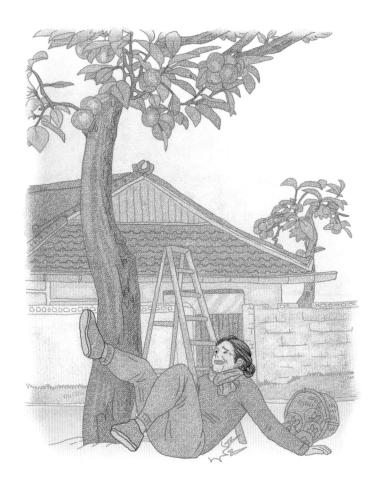

붙어 버린다. 그렇게 되면 척추 뼈의 높이가 낮아져 허리가 굽기도 한다. 거리에서 만나는 허리가 굽은 할머니들 중에는 이렇게 척추 골절을 방치한 분들도 계신다. 아들의 설득으로 최씨 할머니는 결국 시술을 받았다.

"어머니, 시술은 잘 끝났어요. 허리에 차고 다니는 보조기를 드릴 거예요. 한 달은 꼭 차고 다니셔야지 시술한 부분이 잘 붙어요."

"어머니, 들으셨죠? 제가 다음 주말에 와서 볼 거예요. 어머니 그거 차고 다니셨는지 안 하셨는지요."

아들은 그렇게 어머니의 병상 곁을 지키다 서울로 올라갔다. 아들과의 약속대로 보조기를 차고 병동에서 열심히 걸어 다니시던 최씨 할머니는 치료를 잘 받고 퇴원하셨다.

동네 이웃보다 의사 말을 더 신뢰할 수 있게

이렇게 자녀의 손을 잡고 온 노인 환자분들은 그래도 치료가 잘 진행된다. 자식 이기는 부모가 없다 하지 않았던가. 병원비 부담으로, 수술에 대한 두려움으로 치료를 거부하던 어르신들도 자식에게 등 떠밀려서 치료를 받으신다.

이처럼 든든한 보호자가 있다면 치료가 수월해진다. 하지만 고령 환자의 치료에 있어 이보다 더욱 중요한 부분이 있다. 바로 의사에 대한 신뢰다. 고령 환자 중에는 의사의 말보다 동네 이웃의 말을 더 신뢰하는 분들이 계신다. 이런 분들에게 어떻게 의사의 말을 신뢰하

척추 의사, 인생 진료실에서 환자를 만나다

게 할 수 있을까? 아무리 진단을 잘 하고, 치료를 잘 하는 의사라 해도 환자의 신뢰를 얻지 못하면 실질적인 치료를 진행할 수 없다.

"의사 선생님과 내가 궁합이 잘 맞아서 치료가 잘 되었나 봐요."

치료를 마치고 이런 말로 감사의 마음을 전하는 고령 환자분들이 계신다. 의사와 환자가 서로에 대한 신뢰를 가질 때 치료가 잘 된다는 것을 환자도 잘 알고 있다.

고령 환자 중에는 검사 상으로는 수술이 잘 되었음에도 계속 통증을 호소하는 분들이 있다. 의사로서 그 원인을 찾기 위해 백방으로 노력해 보지만 현대 의학으로 아직 찾을 수 없는 통증이 있어 안타까움으로 끝날 때가 있다. 반대로 수술 후 통증이 남았는데도 의사에게 끝까지 친절한 태도를 보여주시는 고령의 환자분들도 계신다. 의사는 이런 환자분들을 만나면 감사하다.

의사의 가장 큰 보람과 바람은 진료실에 들어온 환자가 잘 치료받고 통증 없는 얼굴로 웃으며 가는 모습이다. 그러기 위해서는 수술 후 환자의 역할도 중요하다. 특히 고령 환자분들은 수술 후 관리가 더욱 중요하다. 하지만 혼자 병원에 오고가는 일이 쉽지 않으니 진료 예약을 해두고 병원에 오지 않는 분들이 있다. 통증이 없다고 질환이 나은 게 아님에도 이런 저런 이유로 외래에 안 오는 고령 환자들을 보면 안타깝다. 더 큰 질환을 안고 진료실에 다시 찾아오실 수 있기 때문이다.

고령 환자에게 친절한 의사란?

처음 환자를 진료하던 시절, 친절한 의사가 되면 고령 환자분들과 두터운 신뢰 관계를 만들 수 있다고 생각했다. 그래서 MRI 사진을 보며 시시콜콜하게 다 설명해드렸다. 이런 의사의 열심과는 달리 어르신들의 반응은 예상 밖이었다. 진료실을 나가며 간호사에게 이렇게 묻기도 했다.

"그러니까 원장님이 뭐라고 하시는 거예요?"

그 후로는 고령 환자분들에게는 최대한 간단 명료하게 설명해드리려고 한다. 다만 목소리와 말투에 공감과 친절을 담아 환자와의 관계를 형성해 간다. 반면 젊은 환자에게는 차근차근 논리적으로 설명해주며 관계를 형성해 간다.

어느 날, '나는 자연인이다'라는 케이블 방송을 보며 의사로서 놀란 적이 있었다. 암에 걸린 주인공은 자연으로 들어가 암 관리에만 힘쓰며 살고 있었다. 척추 질환 또한 평생 관리에 힘을 써야 하는 질환이다. 하지만 척추 질환에 걸렸다고 저렇게 모든 걸 포기하고 시골에 들어가 관리하는 환자는 아직 못 본 것 같다.

척추 질환은 직접적인 치료 못지않게 사후 관리도 중요하다. 통증이 사라지면 질환도 사라졌다고 생각해 관리를 하지 않고 예전처럼 생활하는 분들을 본다. 척추는 나이가 들수록 계속 노화되어서 평생 관리를 해야 한다. 조금이라도 척추에 이상이 오면 병원에 방문해 제대로 된 치료를 받아야 한다. 평소 바른 자세와 적절한 몸무게를 유지하기 위한 노력이 필요하며, 무리해서 무거운 물건을 들지 않는 등 최대한 척추를 아끼며 살아야 한다. '이제 살만큼 살았는데' 하는 생각을 하는 고령 환자라 할지라도 몸의 중심을 잡아주는 척추만큼은 놓치지 말아야 한다. 척추 건강에 따라 남은 삶이 행복할지 불행할지가 결정될 수 있기 때문이다.

여든이어도 수술하고
골프 칩니다

∧ ∧∖∖∧∧

"나이는 숫자에 불과하다"는 말을 진료 현장에서 느끼는 경우가 있다. 예전에 비해 요즘은 80대 고령 환자를 시술하거나 수술하는 케이스가 계속 증가하고 있다. 아무리 관리를 잘 한다 해도 퇴행성으로 오는 척추 질환은 어쩔 수 없지만, 젊어서부터 꾸준한 운동과 영양제 섭취 등 평소에 건강관리를 잘 해 둔 분들은 갑작스레 허리 디스크가 왔다 하더라도 시술이나 수술적 접근이 어렵지 않게 되었다.

80대의 김씨 할아버지도 일주일에 한 번은 골프를 즐길 정도로 건강이 좋은 분이셨다. 휴가철을 맞아 아들과 딸, 사위와 함께 가족 여행을 떠났다. 80대의 고령이지만 골프만큼은 젊은 사람들보다 잘 친다고 자신했던 김씨 할아버지는 아들과 사위에게 골프를 가르쳐 주었다. 하지만 휴가가 끝나고 다음 날 아침, 김씨 할아버지는 잠자리에서 쉽게 일어나지 못하셨다. 휴가지에서 연속 골프 라운딩을 했던 게 무리였다. 80대의 몸으로 며칠 동안 여러 명을 가르치느라 계속 골프를 치니 허리에 무리가 온 것이었다. 시간이 지날수록 김씨 할아버지의 허리 통증은 커져만 갔고, 다리가 당기는 증상까지 나

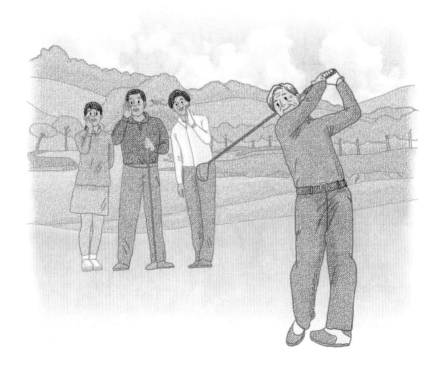

타났다.

"아버님, 이러다 큰일 나겠어요."

상황의 심각성을 알아차린 큰아들이 아버지를 모시고 급히 병원에 왔다. MRI를 찍어보니 디스크가 돌출되어 있었다. 수술이 필요한 상황이었다.

여든이 넘은 나이에 처음 경험한 수술

고령 환자에게 약물이나 시술, 수술 치료를 할 때 주의해야 할 부분이 있다. 대부분의 어르신들이 고혈압이나 당뇨 등 한두 개 정도의 지병을 가지고 있어 복용 중인 약물을 파악하는 것이 중요하다. 심장이나 혈압 등 기초 상태에 대한 검사와 진단을 시행해야 하기에 수술 전후 내과와의 협진도 중요하다. 나이가 있는 환자의 경우에는 심장과 폐의 문제가 있을 수 있기 때문이다.

군인이셨던 김씨 할아버지는 젊은 시절부터 매일 운동을 하며 몸 관리를 잘한 편이셨다. 80대임에도 당뇨나 고혈압 등의 만성질환도 없고 따로 복용 중인 약물도 없었다. 경제적으로도 치료 비용 부담에 문제가 없어 빠른 시일내 수술이 가능했다.

그동안 병원에 갈 일도, 수술할 일도 없었던 김씨 할아버지에게

척추 의사, 인생 진료실에서 환자를 만나다

이번 수술은 인생의 첫 수술이었다. 가족들도 수술을 앞두고 걱정이 많아 보였다. 다행히 현미경 디스크 제거술은 성공적으로 잘 마쳤다. 수술 후, 눈을 뜨자마자 김씨 할아버지는 인사부터 하셨다.

"치료해줘서 고맙소."

허리의 절개 부위가 잘 아물고 퇴원해야 했기에 어르신은 6일 정도 병원에 입원해 계셨다. 김씨 할아버지는 의사의 권유대로 수술 후 무리가 안 되는 선에서 계속 걷기 운동을 하셨다. 그 이후로도 꾸준히 근력을 향상시킨 덕분에 지금도 일주일에 한 번은 골프라운딩을 하신다고 한다.

"올해 내 나이 85세인데 지금도 공을 쳐요. 원장님 말처럼 걷기, 근력 운동도 열심히 합니다. 오늘도 우리 손주 원포인트 골프 레슨을 해주고 왔다니까요."

80대에 허리 수술을 한 김씨 할아버지는 여전히 골프로 에너지 넘치는 삶을 살고 계신다.

"허리 수술을 해도 골프를 칠 수 있을까요?"

이렇게 묻는 분들이 계신다. 15년 전 척추유합술을 받았던 지인은 지금도 골프를 치러 다닌다. 유명한 골프선수 타이거 우즈도 척추유합술을 받고 경기를 더 잘했다는 이야기가 있다. 수술을 했다고 공을 못 치는 게 아니다. 수술 후 관리를 잘 한다면 골프를 치는

데 지장이 없다. 다만, 골프를 칠 때 몇 가지 주의할 점이 있다. 퇴원하는 김씨 할아버지에게도 몇 가지 조언을 해드렸다.

"허리가 괜찮아지시면 라운딩을 가서서 많이 걸으세요. 허리를 숙여서 하는 연습은 최대한 줄이시고요. 허리에 무리가 안 가는 스윙으로 바꿔보시는 것도 좋습니다."

고령 환자분들은 디스크가 퇴화되어 있어 예전 같은 상태로 되돌릴 수 없다. 하지만 자주 스트레칭을 하고, 꾸준한 걷기 운동으로 근육을 유지하고 강화시켜준다면 척추 질환이 생긴다고 해도 김씨 할아버지처럼 예전과 같은 삶을 살아갈 수 있다.

고령 환자이기에 더 쏟게 되는 수고

고령 환자 중에 병원에 너무 늦게 찾아오는 경우가 있다. 예를 들어 문틈에 1시간 동안 꼈던 손가락을 빼 준 것과 문틈에 하루 종일 꼈던 손가락을 빼 준 케이스는 치료 결과가 같을 수 없다. 문틈에 손가락이 꼈다는 진단은 같다. 신경으로 얘기하자면 신경이 눌린 척추관협착증이라는 진단은 똑같지만, 신경이 눌린 지 5일 된 사람과 1년 동안 신경이 눌린 사람의 치료 결과가 똑같을 수 없다. 그러니 척추 질환에 있어서는 미루지 말고 먼저 정확한 진단을 받는 게 우선이다. 자신의 척추가 어떤 상태인지를 아는 게 치료의 시작이다. 그리고 빠른 시일 내 치료를 받아야 더 좋은 치료 효과를 얻을 수 있다.

얼마 전 아버지가 중환자실에 입원하셨다. 의사이면서 고령 환자인 아버지를 돌봐야 하는 보호자의 입장이 되었다. 고령 환자의 경우 병력과 현재 복용 약물들을 더욱 꼼꼼히 확인하고 기본적인 검사를 실시해야 한다. 그러다 보니 검사 시간도 오래 걸리고, 의료진들의 노력도 배가 된다. 고령 환자를 치료하는 데 의료진이 더 많은 수고를 한다는 것을 알기에 아버지의 담당 의료진에게 감사한 마음을 표현했다.

오랜 시간 진료실에서 다양한 환자를 만나다 보니 의사에게 환자는 평생의 숙제와도 같다. 애정이 있어서 보람과 기쁨도 느끼지만, 의사도 사람인지라 상처를 받기도 한다. 의료진과 환자, 그리고 보호자 간의 믿음과 신뢰가 전제되지 않고 치료가 가능할 수 없다. 의사가 환자에게 가장 적절한 치료를 권하고 있다는 믿음을 어떻게 줄 수 있을까? 의사들은 오늘도 고민한다.

· 의사도 아플 수 있다

· 네번의 허리 수술, 어떻게 생각하시나요?

· 사랑도 타이밍, 수술도 타이밍

· 진료실에서는 관상을 잘 봐야 한다?

· 시술이냐 수술이냐 그것이 문제로다

3

진료실

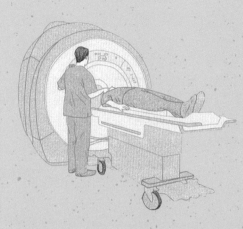

환자가 아프니,
의사도 아프고

의사도 아플 수 있다

〰〰〰〰

"이상한데…."

환자를 진료하다보면, 이런 말이 저절로 흘러나올 때가 있다. 의사의 '감(感)'이라고도 할 수 있겠는데, 많은 환자를 진료하다보면 이런 감이 올 때가 있다.

50대 남자 환자가 아내와 함께 진료실을 찾았다.

"얼마 전부터 허리도 아프고, 다리가 저리더군요."

진료실에서 자주 듣던 통증과 비슷해 보였다. 정확한 진단을 위해 MRI 검사를 했다. MRI 사진을 보는 순간, 나도 모르게 그 말이 흘러나왔다.

"이상한데요…."

"…… 뭐가 보여요?"

아내의 '감(感)'란 이런 것일까. 남편 옆에 앉아 있던 아내가 불길한 무언가를 발견했다는 듯한 표정으로 물었다. MRI 사진을 자세히 들여다보니 '혹시…' 했던 바로 그 상황이었다. 환자에게 어떻게 이야기를 꺼내야 할지 머리가 복잡해졌다. 진료실에 잠시 침묵이 흘렀다. 남편이 침묵을 깨고 아내의 눈치를 살피며 입을 열었다.

"…언제부터인가 가슴이 좀 아프긴 했어요. 가래도 좀 나오고요…"

남편의 폐에 암이 퍼져 있었다. 척추까지 전이가 되었다는 건 일반적으로 암 말기를 의미한다. 암이 무서운 것은 혈관을 타고 암세포가 온몸을 돌아다닌다는 사실이다. 암 세포가 어딘가에 안착해 그곳에서 자라고 나서야 검사를 통해 발견되고는 한다. 우리나라에서는 50대를 암 연령이라고 할 만큼 50대에 암에 걸리는 분들이 많다.

허리가 아파서 병원에 왔다가 폐암, 전립선암을 발견한 환자들을 만나고는 한다. 의사로서 이런 상황은 매번 안타깝고 어렵다. 폐암의 경우에는 쉽게 발견되지 않으니 사망률이 높다. 그나마 수술해서 폐의 한쪽이라도 가지고 살 수 있다면 다행이라고 말하는 이유다. 환자에게 척추까지 암이 전이됐다는 말을 하기는 쉽지 않았다.

"대학 병원 가셔서 자세한 검사를 해보셔야 할 것 같습니다."

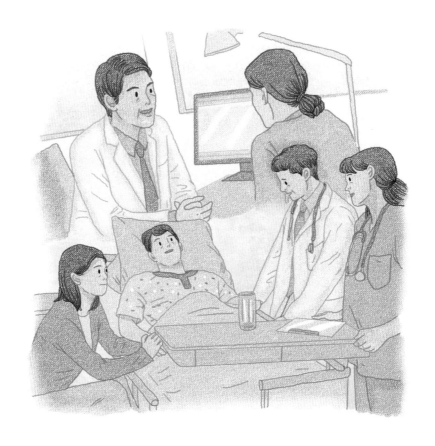

　여기까지가 환자에게 해줄 수 있는 말이었다. 뭔가 심상치 않은 분위기를 느낀 부부의 얼굴에 짙은 어둠이 내려앉았다. 앞으로 부부가 헤쳐 나가야 할 시간이 쉽지 않다는 걸 잘 안다. 그래서 마음이 더욱 아팠다. 의사도 가족의 질병으로 어려운 시간을 보내기도 한다. 폐암에 걸린 어머니를 돌보며 그런 시간을 견뎌야 했다.

"폐암이십니다."

어머니가 폐암 진단을 받던 날, 진료실에서 만났던 환자들과 똑같은 말을 되뇌고 있었다.

'아닐 거야… 아닐 거야….'

어머니가 계시던 암 병동 환자들의 표정을 아직도 잊을 수 없다. 희망을 잃은 자들의 얼굴이 이런 모습일까. 어머니는 수술을 받고 회복되시는 듯했지만, 재발해서 한 번 더 수술을 받으셨다. 그래도 다행스러운 사실은 어머니의 한쪽 폐는 아직 남아 있었다. 언제까지 어머니가 곁에 계실 수 있을까? 자식이 의사라 할지라도 어머니의 생명의 길이가 언제까지인지 알 수는 없다.

응급차가 도로 위를 구르던 그 날

척추에 심각한 문제가 있다는 얘기를 들은 환자들의 또 다른 반응이 있다.

"왜 나에게 이런 일이… 나는 지금 아프면 안 되는 사람인데…."

질병으로 인해 이제까지 살아온 삶의 궤도를 크게 수정해야 한다는 결론에 이르면 환자의 얼굴에는 슬픔과 분노가 번갈아 나타난다. '다른 사람은 아파도 나는 건강할 것이다'라는 막연한 믿음이 무너졌기 때문일 것이다. '나는 아프지 않겠지' 하는 생각은 모든 이들의 바람인지도 모른다. 그건 의사 또한 마찬가지다.

신경외과 레지던트 시절, 중환자실에 실려 온 환자들을 치료하는 데 하루 24시간을 쏟으며 살아가고 있었다. 오랫동안 씻지 못한 몸에서는 냄새가 나고, 감지 못한 머리가 떡처럼 뭉치면 그제야 잠시 집에 들러 씻고 올 수 있었다.

낮에 정규 수술을 하고 나면, 밤에는 응급 수술이 진행됐다. 그리고 다시 아침부터 정규 수술이 시작되었다. 힘들었지만 하고 싶었던 뇌에 대한 연구를 하며 있는 힘을 다해 뛰던 시절이었다. 그러던 어느 날, 응급 환자 콜을 받고 구급차에 올라탔다. 목적지를 향해 급히 달려가던 구급차가 갑자기 휘청거리더니 도로 난간에 쿵하고 부딪히고는 구르기 시작했다. 몇 번을 굴렀을까. 정신을 차려보니, 응급실 침대 위에 누워 있었다.

"많이 다치셨어요. 특히 허리를 크게 다치셨네요. 분쇄 골절이세요."

구급차가 부딪히며 큰 충격을 받고 척추 뼈가 조각조각 부서져 버린 것이다. 척추 골절 환자는 입원해서 2주~8주 정도 누워 안정을 취하며 뼈가 붙도록 기다린다. 뼈가 잘 붙지 않는 고령 환자의 경우에는 척추성형술을 진행한다. 부러진 뼈 때문에 척추불안정증이 생기면 나사못 고정술을 받기도 한다. 당시 불안정 골절이 아니었기에 여러 가지 치료 옵션이 있었다. 신경외과 교수님들은 어떤 치료를 선택해야 할지 옥신각신했다.

"그냥 눕혀봐."

척추외과 주임교수님의 결정으로 4주 동안 병실에 가만히 누워 있는 신세가 되었다. 쉴 새 없이 병동을 뛰어다니던 의사가 병실 천장만 우두커니 바라보며 누워 있게 된 것이다. 많은 생각이 떠올랐다.

'다시 수술할 수 있을까? 신경외과를 포기해야 할까….'

척추는 압박 골절이어서 팔, 다리 골절과 달리 찌그러진 채 아문다. 원래 모양으로 완벽하게 돌아올 수는 없다. 그러니 골절이 된 척추 주변의 디스크에도 영향을 주게 되고, 내구력이 떨어져 오래 서 있는 것도 힘들게 된다. 척추 골절의 결과를 알고는 있었지만, 그래도 열심히 재활 운동을 하면 어느 정도는 원상 복귀가 될 줄 알았다. 재활 운동 후 이 정도면 괜찮아졌겠지 하는 마음으로 병원에 복귀했다.

당시 전공의로 배우고 있던 뇌수술은 아침에 수술방에 들어가면 저녁에 나오는 긴 수술이었다. 구부정한 자세로 오랜 시간 서서 수술을 하다 보니 척추에 심각한 무리가 왔다. 수술을 길게 하고 나면 통증이 얼마나 심했는지 화장실에서 힘을 못 줄 정도였다. 결국 간절했던 꿈을 포기하고 뇌수술보다 수술 시간이 비교적 짧은 척추

척추 의사, 인생 진료실에서 환자를 만나다

쪽을 선택했다. 젊은 시절의 어려움은 버릴 것이 없다고 그랬던가. 뜻밖의 구급차 사고로 경험했던 어려움은 진료실에서 만나는 환자들을 이해하는 기초가 되었다.

"많이 아프시죠."

누구나 할 수 있는 말이지만, 그 안에 진심을 담아 환자에게 건넬 수 있는 이유다.

아직 완성되지 않은 의학

환자들은 병원에 오면 병을 다 고칠 수 있다고 믿고 싶어 한다. 하지만 의학은 아직 완성되지 않은 학문이다. 아직도 새로운 질환이 밝혀지고 있고, 새로운 치료 방법도 개발되고 있다. 중환자실에서 근무하던 시절, 의사가 열심히 치료를 해도 돌아가시는 환자가 있는가 하면 이 분은 도저히 안 될 것 같다 했는데 살아나는 환자도 있었다.

생명에 대한 답을 다 찾지 못한 의학은 아직도 연구 중이며 의사는 자신의 환자에 대해 최선을 다할 뿐이다. 그리고 그 마음을 환자가 알아주기를 바랄 뿐이다. 지금 당장 결과가 안 좋더라도 짜증이나 분노보다는 신뢰하는 마음을 준다면 의사는 미안한 마음 때문에 더 나은 치료 방법을 찾기 위해 최선을 다할 것이다.

뇌혈관을 가르쳐 주셨던 교수님께서 이런 이야기를 해주신 적이 있었다.

"환자는 의사의 전화벨 소리를 들으면서 낫는 게 아니라, 발자국 소리를 들으면서 낫는다."

의사가 아무리 바쁘고 피곤해도 전화로 간호사의 이야기를 듣고 치료 지시를 내리는 게 아니라 환자를 직접 보고 치료해야 한다는 말씀이었다. 그 말씀 안에는 아무리 힘들어도 의사는 최선을 다해 환자를 대해야 한다는 메시지도 담겨 있었다. 진료실에서 하루 종일 수십 명의 환자를 보느라 지칠 때면 교수님의 말씀이 떠오른다.

네 번의 허리 수술,
어떻게 생각하시나요?

∧ ∧∨∧∨ ∧

"그러니까 허리 수술은 함부로 받는 게 아니야."

"병원에서 뭔가 잘못한 거 아니야?"

"요즘은 시술도 효과가 좋다는데 왜 수술을 했어?"

"날 봐, 걷지도 못하다가 주사 한 방에 지금은 멀쩡해졌잖아."

여러 번의 허리 수술을 했다고 하면, 주변에서 환자에게 이런 말을 한다고 한다. 이런 이야기 속에는 척추에 대한 오해가 담겨 있다. 이씨 할아버지도 6년 동안 네 번의 허리 수술을 하셨다. 할아버지의 상황을 어떻게 설명할 수 있을까?

이씨 할아버지는 당진에서 평생 농사일을 해 온 70대 중반의 농사꾼이셨다. 작은 체구지만 까맣게 그을린 피부와 단단해 보이는 몸은 나이에 비해 정정해 보이게 했다. 진료 첫날, 이씨 할아버지는 다리를 절뚝이며 진료실에 들어오셨다. 다리는 불편해도 여유 있고 편안해 보이는 얼굴로 첫인상이 기억에 남았다.

이씨 할아버지의 증상은 좌측 엉치와 다리의 통증이었다. CT 검사를 해보니 허리디스크로 신경이 눌린 상태였다. 신경주사치료와 약물치료를 시행했다. 치료를 받느라 이씨 할아버지는 농사일을 멈추고 병원까지 먼 길을 오고 가셔야 했다. 하지만 이씨 할아버지의 얼굴에는 여유 있는 미소가 늘 머물러 있었다. 이씨 할아버지의 말과 표정에서 "원장님께 다 맡기겠다"는 신뢰가 전해졌다. 이씨 할아버지처럼 의사를 믿어주는 환자를 만나면 의사도 힘이 난다. 다행히 신경주사치료 후 증상이 많이 호전되었다.

하지만 이씨 할아버지는 일흔이 넘은 나이에도 농사일을 계속하셨다. 병의 단계가 이미 초기를 넘은 중간 단계였기 때문에 언제라도 급속도로 나빠질 수 있었다. 그렇다고 평생 하시던 농사일을 당장 그만두라고 말할 수도 없는 노릇이었다. 그나마 농사일을 좀 줄이시기를 권유했다. 그 후에도 이씨 할아버지는 다리 통증이 악화될 때마다 진료실에 찾아오셨다. 그렇게 버텨오던 중에 결국 일이 터지고야 말았다.

"엉치가 빠져나갈 것 같습니다. 다리가 아파서 걷지도 못하겠고요."

척추 의사, 인생 진료실에서 환자를 만나다

주사치료를 해도 소용이 없는 심각한 상태였다. 논의 끝에 수술을 진행하기로 했다. 병변은 두 마디에 걸쳐 있었다. 허리의 가장 아래 있는 마디의 구멍으로 신경이 나오는 부분을 추간공이라고 한다. 이씨 할아버지는 추간공이라는 신경이 나오는 구멍이 좁아진 추간공협착증이었다. 이는 나사못 고정술을 해야 근본적인 해결이 되고, 좋은 결과를 기대할 수 있는 척추 질환이다.

문제는 구멍이 좁아져서 신경이 눌리는 마디의 바로 윗마디였다. 이 부분 또한 건강하지 못한 상태였다. 이 마디는 허리디스크로 신경이 살짝 눌려 있기에 돌출된 디스크의 일부만 잘라내면 눈앞의 문제는 바로 해결할 수 있는 상태였다. 아직 쓸 만한 정도였지만 문제는 '인접분절 질환'이었다.

작은 수술만 고집하는 게 최선일까?

'인접분절 질환'이란 나사못 고정술과 같은 수술을 시행한 후 위와 아래 마디에 부담이 커지면서 그 부분의 노화와 디스크 질환이 더욱 악화되는 것을 말한다. 척추 마디를 나사못으로 고정해 놓으면 그 마디는 움직이지 않게 된다. 이 마디가 구부러지지 않게 되다 보니 위와 아래 마디가 좀 더 많은 일을 하게 되면서 인접분절 질환이 나타난다. 이런 경우에 의사는 고민하게 된다.

'지금 눈앞에 나타난 문제만을 해결할 정도의 최소한의 수술만
하는 게 좋을까? 앞으로 일어날 수 있는 문제를 방지하기 위해 좀

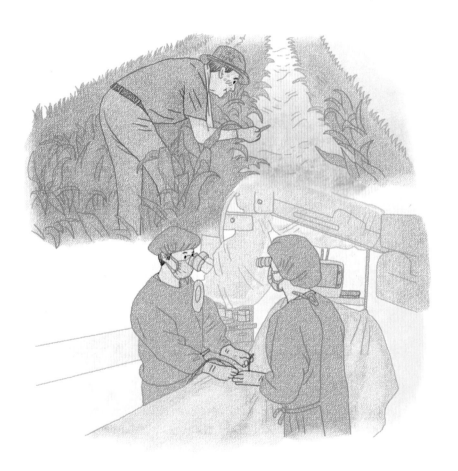

척추 의사, 인생 진료실에서 환자를 만나다

더 큰 수술인 '두 마디 고정술'을 하는 것이 더 나은 방법일까?'

당시 '두 마디 고정술'을 시행한다면 과잉 치료처럼 보일 수 있었다. 환자, 보호자와 의논할 필요가 있었다. 논의 끝에 최소한의 수술을 하고 환자가 앞으로 허리 관리를 철저히 하기로 했다. 문제의 마디는 나사못 고정술을 하고, 그 윗마디는 조그맣게 디스크만 살짝 떼어서 신경을 풀었다. 수술은 잘 마쳤지만 마음 한편에 남은 찜찜함은 지울 수가 없었다. 우려는 곧 현실이 되었다.

3년 뒤, 나사못 고정술을 한 바로 윗마디에 허리디스크가 재발한 것이다. 이번에도 환자, 보호자와 함께 '인접마디 질환'으로 인한 재발의 가능성을 염두에 두고, 큰 수술인 '나사못 고정술'과 작은 수술인 '미세현미경 수술' 사이에서 고민하며 의논했다.

두 번째 수술도 미세현미경 수술을 시행하게 되었다. 증상이 호전되었다 싶었는데 8개월 후 그 마디에서 한 번 더 허리디스크가 재발되었다. 이번에는 나사못 고정술을 하지 않으면 해결하지 못할 위치까지 디스크가 탈출한 상태였다. 두 번째 나사못 고정술을 시행했다. 결국 세 번의 수술까지 이어져 나사못이 여섯 개 들어가는 두 마디 고정술을 하게 되었다.

결과만 보고 생각해본다면 마음이 복잡해진다. 작은 수술이 항상 환자분에게 이롭다고 생각했고 척추 수술의 트렌드가 '최소침습적'인 분위기에서, 이씨 할아버지의 경험은 중요한 질문을 던져

주었다.

'과연 작은 수술만 고집하는 게 환자를 위하는 방법일까? 과잉 진료처럼 보여도 처음부터 두 마디 고정술을 했어야 했나? 그랬다면 환자분이 세 번씩 허리 수술을 받는 고생을 안 해도 되지 않았을까?'

그로부터 3년 뒤 두 마디 나사못 고정술을 한 바로 윗마디에 허리디스크가 또 발생했다. 고령에다 수술 후에도 무리를 해서 농사일을 하시니 허리가 버텨낼 수 없었던 것이다. 여러 번의 허리 수술을 받은 이씨 할아버지는 이번에는 수술을 피하고 싶어 하셨다. 다른 척추전문병원에 가서 진료도 보셨다고 했다. 하지만 그곳에서 시술을 받은 후, 다리에 힘이 없어 자꾸 넘어지셨다고 했다. 결국, 다시 우리 병원에서 한 번 더 수술을 받게 되었다.

이번에는 다리 마비도 심하고 디스크 탈출 부위가 나사못 고정술을 해야 하는 부위라서 바로 고정술을 시행했다. 환자의 허리 사진에는 이제 나사못 여덟 개가 들어 있는 상태가 되었다. 치료 당시에는 고민하며 최선을 다했지만 이씨 할아버지와 같은 환자들을 마주하면 마음이 복잡해진다. "작은 수술이 좋은 치료다"라고 확신 있게 말하기는 어려울 것 같다.

인접 마디가 건강하고, 환자가 수술 후 관리를 잘 할 수 있다면 의사는 그리 고민하지 않는다. 철저한 관리와 운동을 한 환자 중에는 나사못 고정술을 하고도 10년 넘게 인접 마디에 문제없이 잘 지내는 분들도 많다. 다만, 인접 마디가 건강하지 못하고 디스크 질환이 있을 때에는 작은 수술을 해야 할지, 큰 수술을 해야 할지 의사는 고민하게 된다.

의사도 예측할 수 없는 디스크

척추관이 좁아져 신경을 누르는 척추관협착증은 50대를 비롯해 60~70대의 노인 연령에서 많이 나타난다. 인접 마디가 건강하지 못하고 디스크 질환까지 있는 고령 환자에게는 이씨 할아버지와 같은 일이 흔히 일어날 수 있다. 그러니 이런 환자들을 만나면 의사의 고민은 반복된다.

게다가 척추에 많은 문제를 일으키는 디스크 병은 예측할 수 없다는 특징이 있다. 의사는 밖으로 튀어나온 디스크는 완벽하게 잘라낼 수 있다. 하지만 안에 있는 디스크가 언제, 어떻게 튀어나올지는 의사도 모른다. 마치 오랜 기간 사용한 자동차의 타이어가 언제, 어떻게 펑크가 날지 모르는 것처럼 말이다.

그래서 이제는 환자의 직업과 허리 관리에 대한 의지나 성향을 고려해 치료 계획을 세우는 게 바람직하다는 생각을 한다. 예를 들어 허리에 무리가 가는 직업을 갖고 계신 분이면 그 일을 언제까지 하실지 인생 계획을 들어보고 수술 시기를 결정하기도 한다.

당장 수술을 해야 하는 경우는 하지의 심각한 마비가 있거나 대소변 장애가 있거나 비수술적 치료에 전혀 호전을 보이지 않는 경우다. 이런 경우가 아니면 정해진 치료의 답이 있는 게 아니다. 환자 한 사람 한 사람의 허리 상태, 생활 환경, 직업 환경을 고려해 가장 알맞은 치료 방법을 찾아드려야 한다.

6년 동안 네 번의 허리 수술을 한 이씨 할아버지의 케이스는 척추 수술에 대한 좀 더 깊은 이해가 필요함을 보여준다. 의사는 환자를 위해 비수술적 치료로 최선을 다해 보았지만 수술적 치료를 피하기 어려웠고, 큰 수술과 작은 수술 사이에서 여러 번 고민해야 했다. 환자는 허리가 더 나빠질 걸 알면서도 생계를 위해 일을 할 수밖에 없었다. 이처럼 척추 수술을 바라보는 시각이 좀 더 넓고 깊어야 한다. 힘든 허리 수술을 여러 번 하면서도 불평이나 원망보다는 매번 믿음을 갖고 대해주신 이씨 할아버지께 감사드린다.

나사못 고정술(척추유합술)이란?

나사못 고정술이란 불안정하고 변형이 생긴 척추 뼈마디를 나사못으로 고정해 튼튼하게 만들어주는 척추유합술이다. 척추 내 고정기구의 발달로 수술 후

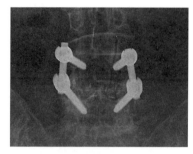

나사못 고정술(척추유합술)

1~2일 정도면 보행이 가능하고 재발이 없는 특징이 있다. 척추전방전위증, 심한 척추관협착증, 척추불안정증 등 만성적인 척추 질환의 치료 방법이다.

한 마디 나사못 고정술의 수술 시간은 대략 2~4시간 사이이고 수술 후 하루 이틀 정도 지나면 보행이 가능하다. 허리 보조기나 보행기의 도움을 받아 천천히 걸을 수 있다. 보조기는 2~3달 정도 착용하는 것을 권장하고 그 후로는 물리 치료나 허리 근력 운동 등으로 허리 근육을 키워서 회복에 도움을 줄 수 있다.

사랑도 타이밍, 수술도 타이밍

∧ ∧∧∨∧∨

어디서든지 잘 웃는 편이다. 기분이 좋아도 웃고, 힘든 일이 있어도 웃으려고 한다. 물론 진료실에서 만나는 환자 앞에서도 웃는다. 잘 웃는 게 뭐가 나쁜 일인가 하지만, 아픈 환자를 만나는 의사이기에 이런 일도 벌어진다. 레지던트 시절, 치료를 받은 어르신이 가시면서 이렇게 중얼거리셨다.

"의사가 건방지게 빈정거리고… 난 아파죽겠구먼."

그때 깨달았다. '웃는 낯으로 환자를 대한다고 해서 다 좋은 건 아니구나.' 반대로 조금이라도 어두운 얼굴을 하고 있으면 어떤 환자는 "의사가 왜 인상을 쓰고 있어요"라고 말한다. 진료실에서 이렇게 다양한 환자를 만나다 보니 한 분 한 분에게 맞춰드리는 게 의사의 고충이긴 하다. 오죽했으면 의사가 관상을 잘 봐야 한다는 말이 나왔겠는가.

척추 질환을 치료하는 의사이다 보니 연세가 많은 분들을 자주 뵙는다. 외래에 온 환자 중에는 언제부터 아팠고, 그 전에 어디에서 치료를 어떻게 받았는지를 잘 설명해주시는 분이 많지 않다. "내가 손자가 셋이고 손자 중 한 명이 어떻고" 이런 얘기는 잘하시지만 자신의 상태를 잘 설명하는 건 고령의 환자분들에게 어려운 일이다.

"전에 갔던 병원에서 의사가 이런 진단명을 내렸고, 이런 치료를 해주었는데 이런 효과가 있었습니다."

이렇게 구체적으로 설명해준다면 많은 도움이 될 텐데 하며 아쉬울 때가 많다. 하지만 어쩌겠는가. 환자가 자세히 설명하지 못하는 부분을 의사가 어떻게 채워나갈 수 있을지를 고민하는 수밖에 없다.

왜 이렇게 늦게 오셨어요

대부분의 환자는 아팠던 부분이 수술 후 없어졌는지에 따라 수술의 성공 여부를 판단한다. 그러나 이미 신경이 손상된 환자들은 수술한 자리가 아프기만 할 뿐 전보다 좋아진 게 없는 것처럼 느낄 수 있다. 수술 전에 이러한 상황에 대해 다 설명해 드려도 수술 후 느끼는 답답함과 속상함을 토로하고는 한다. 신경이 손상되기 전에 병원에 왔으면 좋았을 텐데 하는 아쉬운 마음에 이렇게 여쭤볼 때도 있다.

"어머님, 왜 이렇게 늦게 오셨어요?"

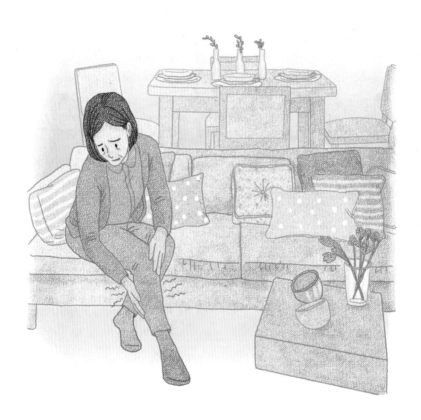

척추 의사, 인생 진료실에서 환자를 만나다

대부분 이것저것 해보고 별로 나은 게 없어서 이제야 수술을 하러 왔다는 것이다. 수술은 마지막에 한다고는 하지만 신경 수술만큼은 타이밍이 무척 중요하다. 이런 말이 있다. "이번 버스를 놓치면 다음 버스를 타면 되지." 하지만 절대로 다시 오지 않는 다음 차도 있다.

척추관협착증으로 오랫동안 눌린 신경이 손상되면 다시 오지 않는 버스처럼 원래대로 회복되기 어렵다. 넓은 의미에서 척추관협착증은 여러 이유로 척추 신경이 지나가는 척추관이 좁아진 상태를 말한다. 좁은 의미의 척추관협착증은 척추 뼈 사이의 연골판 간격이 퇴행성으로 좁아지면서 척추 신경 뒤를 지탱해주는 인대가 부풀어 올라 신경관을 좁게 하는 질환을 의미한다.

척추관협착증은 증상이 없는 기간이 길다. 짧게는 3년, 길게는 10년 넘게 지내다 대부분 엉치가 아프기 시작하다가 시간이 지날수록 엉치의 통증이 없어지지 않고 허벅지나 종아리까지 저리고 당기고 오래 걸으면 다리에 감각이 사라지는 통증으로 나타난다. 통증 때문에 쉬면 걸을 수 있을 것 같다가도 걸으면 다시 다리가 저려오는 질환이다.

다른 척추 질환과 동반 없이 단순한 척추관협착증이라면 30~40분 정도 걸려서 신경관을 넓혀주는 신경관 확장술을 시행한다. 수술 부위 통증도 심하지 않고 다리도 가볍게 느껴지는, 나름 효과가 좋은 수술이다. 단, 척추관협착증 환자에게 수술 전에 꼭 물어보는 게 있다.

"어머님, 혹시 발이 시렵거나 화끈거리지는 않으세요? 걸으면 발바닥에 껍딱지가 붙은 듯 먹먹하진 않으세요? 모래사장을 걷는 듯하진 않으신가요?"

신경관이 좁아져서 신경을 압박하고 있는 상태가 어느 정도 지속되면 신경 손상이 나타나고, 저리던 것이 시렵다거나 화끈거리는 증상으로 변한다. 일단 신경이 손상되면 안타깝게도 의사의 손을 떠난 상황이다. 의사가 수술로 해줄 수 있는 부분은 손상된 신경이 더 이상 손상 받지 않도록 공간을 넓혀서 확보해 주는 것뿐이다. 다친 신경이 회복된다는 것은 아니다. 그러니 시렵거나 화끈거리는 증상은 수술 후에도 별로 나아지는 게 없다. 물론 아주 긴 시간을 두고 보면, 다친 신경이 서서히 회복되고 언젠가는 좋아질 수 있다. 하지만 1~2년의 짧은 시간으로는 회복될 수 있을지 알 수 없다.

"척추 수술은 함부로 하는 게 아니야."

"수술을 해도, 안 해도 증상이 비슷할 거면, 뭐 하러 수술해?"

"나중에 못 참겠다 싶으면 그때 가서 수술하지."

의사로부터 수술의 필요성을 설명들은 후에도 이렇게 말하는 환자들이 많다. 그러나 지금 느끼는 통증이 미미할지라도 신경이 눌린 상태라면 신경 손상이 오기 전에 빨리 수술해야 한다. 의사들 사이에 이런 말이 있다.

"신경 수술은 타이밍을 잘 맞추면 명의가 되고, 타이밍을 못 맞춰서 수술하면 아무리 용을 써도 안 된다."

수술은 마지막에 결정하더라도, 그 마지막이 언제인지는 의사와 상의해주었으면 하는 바람이다.

병에 대한 고민은 의사가

같은 병이라도 의사가 갖고 있는 병에 대한 인식과 환자가 갖고 있는 병에 대한 인식이 다른 경우가 있다. 의사는 그런 인식의 차이를 최대한 줄여보려고 노력한다. 하지만 환자에게 질환에 대해 아무리 자세히 설명한다 해도 잘 이해하지 못하는 부분이 있다. 게다가 수술이라는 큰 상황 앞에서 계속 어려운 얘기만 하다보면 환자의 염려만 키울 수 있다.

대부분의 환자는 친절하고, 자세하게 설명해주는 의사가 좋은 의사라고 생각하기 쉽다. 많은 환자를 만나다 보니 환자에게 필요한 만큼만 설명해 드리는 게 더 좋을 때도 있다는 걸 알았다. 예전에는 환자에게 하나하나 다 설명해 드렸지만 이제는 이렇게 말할 때가 있다.

"어머니, 괜찮아요. 저 믿고 약 드셔 보시고 다음에 뵈어요."

수술이 끝나고 다리가 저리다는 환자를 종종 본다. 그런 경우는 수술 후 나타나는 일시적인 증상일 수 있다. 하지만 디스크가 재발해서 다리가 저린 경우도 있다. 의사는 환자가 말하는 증상을 듣고 많은 생각을 한다.

'디스크가 다시 터진 건 아닐까? 수술 후 일시적으로 나타나는 저린 현상은 아닐까? 어디까지 환자에게 설명을 해드려야 할까?'

어디까지 말을 해야 할지 마음속으로 결정한 후 환자가 이해할 수 있을 만큼 설명해드린다.

"디스크가 재발해서 다리가 저릴 수도 있습니다. 만약 그렇다면 다시 수술을 해야 할 수도 있습니다."

이렇게 설명하기도 한다. 하지만, 설명을 조금 미루는 경우도 있다. 디스크가 재발되었다면 일주일 혹은 열흘이 지나서도 계속 불편할 것이다. 재발이 확실하지도 않은 상황에서 불확실한 사실을 미리 알려드리면 환자에게 공포심만 키울 수 있기 때문이다. 물론 자세히 설명하지 않고 너무 얼버무리거나 자세하게 다 설명하는 극단적인 태도도 환자에게 좋지는 않다. 그 둘 사이에서 의사는 환자를 대하는 자신만의 노하우를 찾아야 한다.

많은 척추 환자를 만나고 보니 마음의 병이 70퍼센트는 되는 것 같다. 통증에 대한 불안감과 두려움까지 더해져 고생하는 환자들이 있다. 척추 질환으로 인해 건강만이 아니라 삶의 의욕까지 잃어버리는 환자들을 만나면 의사로서 어떻게 도움을 드려야 할지 고민하게 된다. 그래서 일일이 다 설명해주는 '친절해 보이는 의사'보다 '환자의 마음을 읽어주는 의사'가 되기로 했다. 그리고 환자에게 이렇게 전하고 싶다. "병에 대한 염려는 잠시 내려놓으세요. 그건 의사인 제가 하겠습니다."

진료실에서는
관상을 잘 봐야 한다?

∧ ∧⌒∨∧⌒∧

    환자들은 두 가지 이야기를 갖고 진료실에 들어오는 것 같다. 하나는 듣고 싶은 이야기, 다른 하나는 듣고 싶지 않은 이야기. 허리 통증이 오랫동안 지속된 환자들은 그동안 주변 사람들에게 많은 정보를 모아 본인만의 진단을 해두는 경향이 있다. 아픈 정도가 누구처럼 걷지도 못하고 네 발로 기어 다니는 정도는 아니니 심각하지 않다고 판단하기도 한다. 신경이 눌리면 다리를 전다던데 자신은 다리 저는 증상도 없으니 대단한 치료가 필요하지 않을 거라고 예상하기도 한다.

    '병이 있어봐야 대단한 게 아닐 거야.'

    '의사가 약 주고 주사 맞자고 하면 그 정도는 해야지.'

'어느 정도 치료를 받으면 괜찮아질 거야.'

이런 생각을 갖고 진료실에 들어오는 환자가 가장 듣기 싫어하는 이야기는 아마도, "수술합시다"와 같은 말일 것이다. 스스로 진단을 내려버린 환자들은 질환에 대한 인식이 사실과 다른 경우가 많다. 의학적인 검사 결과를 토대로 병에 대한 인식을 하지 않으니 의사의 말에 공감하지 못한다. 그러면 제대로 된 치료를 진행할 수 없게 된다.

경숙(가명) 씨는 오랫동안 아픈 허리를 끌어안고 살아왔다. 아픈 지는 오래됐지만, 그렇다고 허리 상태를 심각하게 느낄 만큼 통증이 크지 않아서 불편하지만 참고 지냈다. 어느 날, 경숙 씨는 자신의 허리 상태가 어떤지 검사 한번 해보자 하는 마음으로 진료실을 찾았다. 문진을 해보니 경숙 씨는 엉치나 다리 뒤쪽의 찌릿찌릿한 통증이나 저림은 없었다. 단지 요통만 있었다. X-Ray 검사를 해보니 3, 4번 요추부(11쪽 척추 그림 참조)에 척추전방전위증이 있었다. 그것도 2단계 정도로 상당히 진행된 상태였다. 의학적으로 척추전방전위증 2단계는 굉장히 심각한 상태로 본다. 척추 뼈 하나가 밀려서 아래 척추 뼈의 3분의 2정도만 걸쳐져 있으니 척추에 무리를 줄 수밖에 없다. 이 정도라면 다리가 저려서 못 걷고, 발바닥에 불이 붙는 것과 같은 증상이 생기는 게 일반적이다. 그런데 경숙 씨의 증상은 요

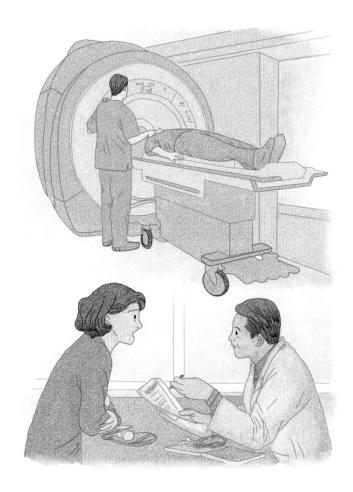

통뿐이었다. MRI 상으로는 상태가 심각해도 환자가 느끼는 통증은
이 정도뿐이니 병에 대한 인식도 의사와 달랐다.

"신경 압박 정도를 확인하기 위해서 MRI를 찍어보는 게 좋을 것

척추 의사, 인생 진료실에서 환자를 만나다

같습니다."

"네? MRI요?"

MRI를 찍자는 말에 경숙 씨의 얼굴에 당황하는 기색이 가득했다. 다시 한 번 신경 압박 정도를 확인해 봐야 하는 상태라고 설명하며 검사를 권유했다. MRI를 찍어보니 신경 압박 정도가 상당히 심한 상태였고, 수술을 권해야 할 정도였다. 경숙 씨에게 상태에 대해 설명하며 수술적인 치료를 권했다. 그 후 경숙 씨는 진료실에 다시 오지 않았다. 경숙 씨가 자신의 병에 대해 생각해 볼 때 수술적인 치료는 없었던 것이었다.

의사는 환자에게 질환에 대해 설명하고 치료를 위해 행동의 변화를 요구하며 치료에 동참하도록 이끌어야 한다. 그런데 수술에 대해 한 번도 생각해보지 못한 환자에게 MRI만 보고 수술하자는 말을 덥석 해버렸던 것이다. 경숙 씨의 마음을 읽지 못해 치료의 기회를 놓쳐버린 건 아닌지 아쉬움이 남는다.

병에 대한 의사와 환자의 다른 생각

경숙 씨에게 있던 척추전방전위증에는 두 가지 원인이 있다. 선천적으로 허리가 틀어져서 생기는 경우가 약 30퍼센트이고, 나머지

70퍼센트는 퇴행성으로 뒤에서 잡아주는 관절이 망가져서 생기는 경우다. 경숙 씨는 젊었으니, 아마도 선천적인 척추전방전위증이었을 것이다. 그렇다면 어렸을 적부터 요통이 있었고, 살면서 긴 시간 동안 요통을 경험했기에 통증에 대해 잘 알고 있었을 것이다. 전혀 안 아픈 것은 아니지만 견딜 정도의 통증이었을 테고, 1~2주가 지나면 괜찮아졌을지도 모른다. 본인이 요통에 이미 적응되었기에 그리 큰 불편함을 느끼지 않았을 수도 있다. 그런 경숙 씨에게 진료실에서 처음 만난 날 수술을 얘기하기보다 조금 더 지켜봤으면 어떻게 되었을까?

진료실에서는 경숙 씨처럼 수술을 기피하는 환자도 만나지만, 반대로 수술을 생각하고 오는 환자를 만나기도 한다.

"어머니, 일주일 정도 약을 먹어보고 정 안 좋으면 그때 수술합시다."

수술을 생각하고 온 환자에게 약을 먹어보자는 의사의 말은 의아하게 들릴지도 모른다. 그런 반응의 환자를 몇 명 만나고 나니 '의사와 환자가 다른 것을 보고 있을 수 있구나' 하는 생각이 들었다.

열정만 가득했던 초기 의사 시절, 의사의 말보다 자신의 생각이 더 맞다는 표정으로 진료실에서 나가버리는 환자를 만나고는 했다. 그때는 '뭐 저런 환자가 다 있나…' 하며 뾰족한 마음이 되어버렸다. 그런 환자들이 한두 명씩 늘어나고, 의사 입장에서 얘기한 부분을

척추 의사, 인생 진료실에서 환자를 만나다

환자가 동의하지 않는 상황이 발생하면서 생각이 달라지기 시작했다. 다시는 진료실을 찾지 않는 환자의 반응에 '나는 옳아' 하며 유아독존의 자세로 나아가는 게 과연 옳을까? '좀 더 세련되게 환자와 소통하는 방법은 무엇일까?'를 계속 고민하게 된다.

환자에게 필요한 시간

과학이 발달함에 따라 환자의 상태를 확인하는 진단법도 아주 빠른 속도로 발달하고 있다. 척추의 상태를 보는 검사 방법으로는 X-Ray, CT가 있으며, MRI가 가장 정확한 방법으로 알려져 있다.

20~30년 전 MRI 없이 진료를 보던 명의보다도, MRI로 병변을 직접 확인해 볼 수 있는 의사가 훨씬 더 정확한 진단을 할 수도 있는 시대가 왔다. 하지만, MRI만 보고 환자를 섣부르게 판단해서는 안 된다. 의사는 환자를 보는 것이지, MRI를 보는 게 아니기 때문이다.

경숙 씨처럼 MRI 상에서는 안 좋은 상태로 나왔어도, 환자는 일상생활에서 크게 불편한 게 없었을 수도 있다. MRI 결과가 심각해도 본인이 심각성을 인지하지 못하는 환자에게 3~4시간도 넘게 걸리는 큰 척추 수술을 권해 드린다면 깜짝 놀랄 수도 있다. 이런 경우에는 MRI 상에서 신경 압박이 심한 상태이니 현재는 증상이 없더라도 악화될 가능성이 크다는 걸 설명하고 작은 증상의 변화에도 가까운 병원에 바로 가실 수 있도록 조언해드리는 방법이 나을 수도 있다.

보통 열이 나고 콧물이 흐르고 기침을 하면 감기라고 한다. 하지만 기침을 하지 않는다고 감기가 아닐까? 감기도 증상이 다양하게 나타나듯이 같은 병명이라고 해도 환자가 느끼는 증상이 똑같을 수는 없다. 증상이 아예 없다고 해도 MRI 상으로 척추에 문제가 있다면 내일 당장 증상이 나타날 수 있고, 1년 후에 증상이 나타날 수도 있다.

의사가 얘기했던 증상과 본인의 증상이 딱 맞아 떨어질 때 환자는 의사의 말을 신뢰하기 시작한다. 비록 시간이 걸릴 수 있지만 말이다. 병에 대한 환자의 인식이 의사의 인식과 같아질 때까지 기다려야 한다. 서로 다른 곳에 서 있는 관계라면, 서로를 이해하고 신뢰를 쌓을 만한 시간이 필요하다.

척추전방전위증이란?

$\wedge\wedge\wedge\wedge\wedge\wedge\wedge$

척추는 경추부터 미추까지 약 33개(11쪽 척추 그림 참조)의 **뼈**가 기다랗게 벽돌을 올리듯이 층층이 쌓여져 있는 구조물이다. 집을 지을 때 쌓아 놓은 벽돌이 넘어지지 않도록 벽돌과 벽돌 사이에 시멘트를 넣고 미장을 하듯이, 33개의 **뼈**가 허물어지거나 삐뚤어지지 않도록 척추 **뼈**들이 관절로 연결되어 있다. 그래서 X-Ray를 찍어보면 척추 **뼈**가 앞뒤로 한 치의 어긋남이 없이 반듯하게 유지될 수 있다. 그리고 척추 **뼈**가 관절 운동을 함으로써 로봇처럼 뻣뻣하게 걷지 않고, 허리도 앞뒤로 구부리거나 젖힐 수가 있고, 양 옆으로 돌릴 수도 있다. 반대로 허리를 아무리 뒤로 젖혀도 어느 정도 이상은 뒤로 젖혀지지 않도록 운동을 제한하는 일도 한다.

어깨 관절이나 무릎 관절, 고관절 등 다른 관절도 많이 쓰거나 자세가 좋지 않으면 망가지는 것처럼 척추 관절도 많이 사용하면 관절염이 생기고 결국에는 망가지게 된다.

척추 관절이 망가지면 한 줄로 반듯하게 층층이 쌓여 있던 척추의 배열이 흩어지고 삐뚤빼뚤해지는데, 그런 상태를 척추불안정증이라고 부른다. 그 중 전방으로 척추 **뼈**가 이동(전위)되는 상태를 척추전방전위증이라고 한다.

척추전방전위증은 초기에는 척추 관절의 염증에 의한 증상이 대부분이라, 움직임을 시작할 때(예를 들면 앉았다가 일어설 때, 누웠다가 일어설 때) 허리가 아픈 요통이 주된 증상으로 나타난다. 앞으로 밀려나간 척추 뼈 때문에 신경관이 좁아지기 시작하면 엉치부에서 다리까지 저리는 증상이 발생한다.

반듯하게 척추를 맞춰도 이미 망가져버린 관절로 인해 결국은 다시 틀어지는 척추 뼈를 수술적으로 반듯하게 맞춰줘야 한다. 불안정하고 변형이 생긴 척추 뼈 마디를 나사못으로 고정해 튼튼하게 유지해 주는 척추유합술이 일반적인 치료 방법이다.

시술이냐 수술이냐
그것이 문제로다

∧ ⋏⟍⋎⟍⋏⟍

최소 절개 수술, 비절개 수술 등 의학 기술이 비약적으로 발전하고 있다. 1970~80년대에는 주로 육안으로 수술을 시행했다. 그러다 보니 절개를 하더라도 지금의 절개보다 훨씬 크게 절개를 했다. 1990년대에 척추 수술에 현미경이 사용되기 시작하면서 크게 절개하지 않아도 병변 부위를 좀 더 정확히 확인하는 방법이 가능해졌다. 예전에 10센티미터 가까이 절개해 시행했던 디스크 제거술을 현미경을 이용해서 2~3센티미터만 절개해 수술했다. 요즘에는 1센티미터 내외로 절개해 내시경을 가지고 디스크를 제거한다. 어떤 경우에는 수술을 하지 않고, 시술로 치료하기도 한다.

수술 후 2주 넘게 걸리던 입원 기간도 시술로 인해 일주일 내외로 줄어들더니, 이제는 하루 입원을 하든지 당일 퇴원하기도 한다. 시술에 대한 폭발적인 반응에 힘입어 너도나도 시술을 하고, 시술을 받는다.

시술과 수술 사이에서 고민한 세 명의 환자

1년 전, 70대 할아버지가 진료실에 찾아오셨다. 마른 체격에 잘 웃지도 않는, 다소 깐깐해 보이는 어르신이셨다.

"한 달 넘게 뒷목이 아프고, 날개 뼈가 아파요. 이젠 한쪽 팔 전체가 저리고 당겨서 밤에 잠도 못 잡니다. 잠을 못 자니 밥맛도 없고…."

MRI 상으로 보니 경추 수핵탈출증, 즉 목디스크였다. 목디스크는 경추 사이에 충격을 흡수해주는 연골판이 파열되어 팔로 가는 신경을 압박하는 질환으로, 팔 저림이 주된 증상으로 나타난다. 심한 경우에는 운동신경 마비를 일으켜 팔에 힘이 빠질 수도 있다. 진찰을 해보니, 다행히 팔에 힘은 떨어지지 않은 상태였다. MRI 상으로 봐서는 신경을 누르는 디스크가 있기는 하지만, 완전히 다 눌린 상황은 아니었다.

"어르신, 디스크가 터져서 시술을 하시면 좋을 것 같습니다. 시

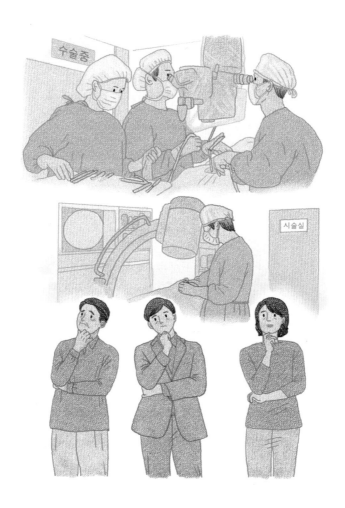

술을 하고 나면 좋아지실 거예요."

어르신에게 신경성형술이라는 시술을 권해드렸다. 시술은 잘 되었고, 통증도 완화되어 퇴원하셨다. 잘 끝난 줄 알았는데 얼마 지나지 않아 외래에 온 어르신의 얼굴이 그리 밝지 않았다.

"통증은 많이 줄어서 밤에 잠은 자겠는데 아직도 저려."

일주일에 한 번 오실 때마다 찡그린 얼굴로 어려움을 토로하시니 의사의 마음도 편하지가 않았다. 의사도 사람인지라, 치료를 받고 좋아졌다는 환자가 많을수록 힘이 난다. 시술 후, 어르신이 증상의 호전이 없다며 한동안 힘들어하시는 모습을 보며 마음이 불편했다.

'저렇게 힘드시면 수술을 받으시라고 해야 하나?' 고민하던 찰나, 드디어 변화가 나타났다.

"저림 증상이 간간히 있기는 한데, 불편할 정도는 아니고 많이 좋아진 거 같아요."

마지막 외래에서 어르신의 말을 듣고 나서야 안심되었다. 그 후 비슷한 증상으로 50대 여성 환자분이 내원했다. 근력은 괜찮았지만 최근에 파열된 디스크를 수술로 해결하는 방법도 생각해 보았다. 하지만, 우선 시술을 하고 별로 나아지는 게 없다면 그 다음에 수술을 하기로 환자와 상의한 후 시술을 시행했다. 시술 후, 증상이 많이 좋아졌다며 환자는 웃으며 퇴원했다. 그런데, 3일 후 환자는 다시 진료실에 찾아왔다.

"퇴원하고 다음 날부터 통증이 다시 생기더라고요. 원장님, 통증이 점점 심해져서 수술을 해야 할 것 같아요."

시술 전, 증상이 호전되지 않으면 수술을 하자고 얘기했던 터라

척추 의사, 인생 진료실에서 환자를 만나다

수술해드리면 됐다. 하지만, 시술을 결정하기까지 의사로서의 고민이 있었다. 시술을 하면 좋아지겠지 하는 호전 예측이 있었기에 먼저 시술을 권해드린 것이었다. 그런데 시술 후 얼마 지나지 않아 다시 수술을 하게 되니 의사로서도 안타까웠다. 수술은 잘 끝났고, 환자는 만족해하며 퇴원했다.

더 나은 치료를 위한 노력

그 후 또 다른 50대 남자 환자분을 진료실에서 만났다. MRI 상이전의 여자 환자와 비슷한 양상으로 파열된 디스크로 내원했다. 그 분의 상황을 듣고 시술 얘기 없이 바로 수술을 권해 드렸다.

"얼마 전에 환자분과 비슷한 양상으로 파열된 디스크로 오신 분이 계셨습니다. 시술을 해 드렸는데, 별로 효과를 보지 못하고 결국에는 수술을 받으셨어요. 정 원하신다면 시술을 해드릴 수는 있지만, 수술로 결정하시는 편이 나을 것 같습니다."

선택은 환자의 몫이다. 의사는 환자가 현명한 선택을 할 수 있도록 도울 뿐이다. 남자 환자는 수술을 선택했고, 만족스러운 결과로 퇴원했다.

같은 증상이었는데 어떤 환자는 시술이 수술만큼 좋은 경과를 보이고, 어떤 환자는 시술이 크게 도움을 주지 못하고 결국 수술을 하게 되었다. 왜 이런 결과가 나왔을까? 아쉽게도 아직 그 부분에 대해 어떤 의학 책에서도 답을 찾지 못했다.

한편으로는 수술과 시술에 대한 환자들의 인식 차이에서 오는 부분도 있다. 보통 시술은 가볍게 생각하는 경향이 있다.

"원장님, 시술 받았으니 내일부터 일해도 되는 거죠?" 하고 묻는 환자도 있다. 시술 후 복대도 잘 안 차는 분들도 계신다. 시술이 간단하고 빨리 회복된다는 점만을 환자에게 강조하다 보면 시술을 쉽게 생각하게 된다. 그래서 시술 후 조심해야 하는 기간 동안 관리를 잘 못해 문제가 발생하기도 한다. 반면 수술을 받은 분들은 "원장님, 수술 받았는데 한 달은 쉬어야 하는 거 아닙니까?" 하며 환자가 먼저 수술 후 관리에 대해 신경쓴다.

주위에 의사들과 이야기를 나누어 보아도 시술과 수술에 대해 이것이 정답이라는 것은 없다. 의사의 많은 경험과 연구, 그리고 환자와의 소통만이 시술과 수술 중 더 나은 선택을 할 수 있도록 한다.

척추 의사, 인생 진료실에서 환자를 만나다

단순 요통과 허리 디스크,
어떻게 구별하나요?

〰〰〰〰

　허리 통증은 10명 중 8명이 경험할 정도로 흔한 질환 중 하나다. 허리 통증의 경우 올바른 자세를 유지하거나 허리 근력을 강화 시켜주는 운동으로 예방할 수 있는 단순 요통인 경우가 많다. 단순 근육통인 경우 휴식이나 스트레칭을 통해 호전될 수 있다. 하지만, 2주 이상 지속되거나 반복적으로 나타나고, 휴식이나 물리치료 등의 보존적 요법으로 호전되지 않는다면 허리디스크 등의 척추 질환을 의심해볼 수 있다.

　허리디스크를 의심해볼 수 있는 증상은 여러 가지가 있다. 단순히 허리를 숙이거나 앉아있을 때 통증이 생기거나 묵직한 느낌을 받을 수 있다. 허리디스크가 많이 진행된 경우에는 허리에서 다리로 이어지는 부분에 찌르는 듯한 통증이 오거나 하반신에 감각이 떨어지고 다리에 힘이 빠지는 듯한 증상이 나타날 수 있다.

- 5년 동안 지속된 원인 불명의 두통
- 이유를 알 수 없었던 엄지손가락의 통증
- 운동 마니아였던 그 남자의 척추 수술
- 허리디스크가 재발한 게 아닐까요?
- MRI에서도 발견하지 못한 바로 그 질환

4

진료실

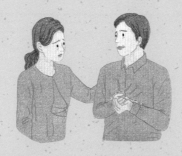

어디가 아파서
오셨습니까?

5년 동안 지속된
원인 불명의 두통

ᐱ ᐱᐟᐠᐱ ᐟᐱᐟᐠ

30대 젊은 여성 환자가 허리 통증으로 내원했다. 요통에 대한 병력이나 증세에 대해 얘기하다 보니 두통에 대한 이야기까지 이어 졌다.

"허리도 아프지만, 두통도 심해요. 낮에 일할 때는 더 심하고 잘 때는 그나마 좀 괜찮아져요. 주로 머리 뒤쪽이 아프고, 심할 때는 눈 까지 아파요."

편두통이라고 생각했던 선희(가명) 씨는 두통약을 달고 살았다. 그러기를 5년. 오랫동안 두통이 계속 되니 혹시 뇌에 문제가 있는 건 아닌지 걱정이 되었다. 선희 씨는 뇌 MRI 검사까지 받았다. 하지 만 선희 씨가 들은 답은 "특별한 문제가 없다"란 얘기뿐이었다. 통

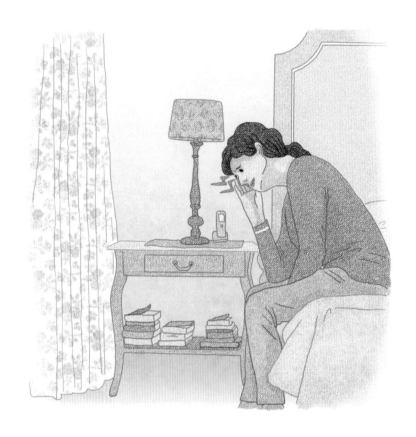

증은 있는데 이상이 없다니 답답했지만 어떻게 해야 할지 몰랐다.
머리가 아플 때마다 다시 두통약을 복용하는 수밖에 없었다.

"5년 넘게 계속 머리가 아픈데 이유를 몰라요. 머리가 아프니까
성격도 예민해지고 신경질적으로 변하더라고요. 요즘은 우울증까

지 생긴 것 같아요."

요통으로 내원했지만, 선희 씨에게는 두통이 더 큰 문제처럼 보였다. 먼저 요통의 원인을 찾기 위해 허리에 대한 정밀검사가 필요했다. 두통의 원인으로 목디스크가 의심되었기에 목디스크에 대한 MRI도 찍어볼 것을 권유했다. 예상했던 대로 두통의 원인은 목디스크였다.

목디스크의 원인은 대부분 구부정하거나 고개를 숙이고 있는 잘못된 자세 때문이다. 특히 장시간 나쁜 자세를 취할 경우 척추 뼈 사이에 있는 디스크가 퇴행성으로 약해지고, 목의 움직임과 머리의 무게를 지탱하지 못해 손상된다.

선희 씨처럼 오랜 시간 앉아서 근무하는 사무직 여성들이 목디스크로 찾아오는 경우가 종종 있다. 좋지 않은 자세로 앉아서 하루 종일 컴퓨터 작업을 하다 보면 허리도, 목도 안 좋아진다. 선희 씨는 허리디스크만이 아니라 경추 3번과 4번 사이, 4번과 5번 사이, 5번과 6번 사이(11쪽 척추 그림 참조) 목디스크의 퇴행성 변화와 탈출증이 진단되었다. 허리와 목디스크에 대한 주사 시술이 함께 진행되었다.

치료 후, 선희 씨는 요통만이 아니라 늘 달고 살았던 두통까지 깨끗하게 좋아졌다. 6개월 만에 다시 진료실에서 만난 선희 씨의 얼굴이 달라져 있었다. 두통이 사라지니 표정도 밝아져 환하게 웃는 얼굴이 되었다.

MRI에서도 보이지 않는 통증의 원인

목디스크의 증상은 크게 디스크에서 오는 경추 통증과 디스크가 신경을 눌러서 발생하는 신경통으로 나뉜다. 디스크가 퇴행성으로 약해지면 목의 움직임이나 무게를 지탱하지 못하고 손상이 되어 경추에 통증을 일으키게 된다. 약해진 디스크가 밀려나오면 팔로 가는 신경을 누르게 되고, 팔이 저리고 당기는 신경통 증상으로 나타난다. 상태가 나빠지면 근력이 약해지는 마비 증상까지도 올 수 있다. 이런 경우에는 수술적 치료가 필요하다.

이렇듯 목의 통증이 있을 때 목디스크로 생각하기 쉽다. 하지만 목디스크의 증상이 머리 뒤쪽에서 발생하는 두통으로만 나타나는 경우도 있다. 뒤쪽 머리에서 발생한 통증이 머리 위나 앞쪽 눈 부위까지 나타난다. 이런 경우에는 선희 씨처럼 MRI 상에서 목디스크가 탈출된 병변 부위를 치료하면 된다. 문제는, 통증은 있는데 MRI 상으로는 이상이 나타나지 않는 경우다.

목과 두개골 사이에는 인대와 근육이 많다. 경추 디스크가 멀쩡해도 안 좋은 자세로 장시간 일하거나 머리가 흔들리는 동작을 많이 하면 이 부위에 문제가 생길 수 있다. 흔히 말하는 것처럼 목을 삐게 되면 신경자극 때문에 통증이 있을 수 있다. 이럴 때는 주사 검사를 통해 확진을 해야 한다. 목디스크 주변의 뼈나 관절 주위에 주사를 놓고 신경 주위에 약이 퍼지면서 두통이 감소되는 상황을 체크해 봐야 한다. 이렇게 문제가 있다고 추측되는 부분에 주사 검사를 통해 "이 부위가 통증의 원인이다" 하고 찾아내는 '상부 경추 부위 신경 차단술'을 시행한다.

목디스크로 인한 다리 마비

레지던트 시절, 근무하던 대학병원에 목뼈가 부러져 오는 환자들이 있었다. 오토바이를 타고 가다 교통사고가 난 환자들이었다. 목뼈가 부러지면 그야말로 돌이킬 수 없는 상황이 되고 만다. 신경이 완전 어긋나 팔다리가 마비되기도 한다. 이런 심각한 상태는 아니더라도 목에 문제가 생겨 마비가 온 환자들을 만나고는 한다.

50대 후반의 동훈(가명) 씨가 부축을 받으며 진료실에 들어왔다. 다리에 힘이 빠져 혼자 걸을 수 없었다. MRI를 찍어보니 목디스크가 원인이었다. 동훈 씨는 목디스크가 있는 줄 알았지만 농사일을 멈출 수가 없었다. 그렇게 무리를 하다 보니 급기야 목 신경이 눌리는 상황이 발생했다.

허리 문제로 힘이 빠지는 경우는 발목이나 무릎 등 특정 관절에 힘이 빠진다. 반면 위에 있는 신경, 즉 뇌나 목의 신경이 눌려서 다리에 문제가 생기는 경우에는 다리에 힘이 빠진다.

목디스크가 심해져서 갑자기 마비까지 오는 경우는 흔치 않다. 그 전에 팔이 당기고 통증이 발생해 병원에서 치료를 받는다. 하지만 동훈 씨는 목디스크가 갑자기 심해지면서 걷지 못하는 상황까지 이르렀다. 분명, 통증이 보내는 몸의 경고가 있었지만 그냥 무시해 버렸는지도 모른다. 움직일 수 없는 마비 상태가 되어서야 그는 병원을 찾아왔다.

요즘은 목 쪽의 수술을 많이 하지 않는다. 심하지 않으면 대부분 주사치료만으로도 효과가 좋아지기 때문이다. 하지만 동훈 씨의 경우는 목의 앞쪽으로 디스크를 제거해 인공디스크를 넣는 방법으로 치료해야 했다. 수술 후 동훈 씨에게 여러 번 강조했다.

"목에는 여러 개의 디스크가 있습니다. 수술했다 하더라도 본인이 관리를 안 하시면 다른 디스크에 문제가 또 생길 수 있습니다. 꼭 바른 자세를 유지하며 관리하셔야 합니다."

아무리 대단한 명의가 수술을 한다고 해도 기계의 부품을 바꾸듯 환자의 몸을 새롭게 만들어 낼 수는 없다. 관리를 하지 않으면 재발할 수 있는 확률이 높은 신체 부위가 바로 척추다.

목디스크 환자들의 자세

척추 건강은 서 있는 자세보다 앉는 자세를 확인해 봐야 한다. 서 있을 때는 대체로 바른 자세를 유지하는 편이라 목이나 허리에 큰 어려움이 없다. 하지만 눕거나 앉아서 일을 할 때에는 바른 자세를 갖기 쉽지 않다. 목디스크 환자들의 앉은 자세를 보면 어깨를 움츠리고 등이 굽고 턱이 앞쪽으로 나와 있는 분들이 많다. 이러한 자세를 장시간 유지할 경우 목에 무리를 준다. 목디스크가 심하면 근육과 인대의 밸런스 또한 많이 무너진다. 통증이 완화되었다면 바른 자세를 유지해 재발하지 않도록 관리하는 게 중요하다.

의사도 오랜 시간 진료실에 앉아서 환자를 치료하다 보면 목디스크에 걸리는 경우가 있다. 예전에는 목디스크를 치료하는 주사가 없어서 수술을 해야 했다. 수술을 하고 나서도 수영과 운동으로 근육을 단련하고 바른 자세로 앉으려 노력하며 계속 관리를 해야 했다. 의사로서 이런 목디스크 경험 덕분에 바른 자세가 얼마나 중요한지를 환자에게 좀 더 적극적으로 얘기해 줄 수 있게 되었다.

바른 자세를 유지하는 일은 쉽지 않다. 바른 자세란, 평소 계속 의식하며 몸에 힘을 들여서 자세를 잡아야 한다. 운동으로 근육을 단련하는 일도 빼놓을 수 없다. 힘들어도 스스로 몸을 관리하지 않으면 누가 자신의 몸을 관리해주겠는가.

외과 수술이라고 하면, 수술로 문제의 부위를 깨끗하게 제거해 버릴 수 있다고 생각한다. 아마도 암을 떼어내는 외과 수술을 떠올리다 보니, 오해가 있는 듯하다. 암에서는 완치라는 개념을 쓰기도 한다. 하지만, 통증을 치료하는 척추 질환은 완치가 아닌 관리다.

목의 통증을 마사지나 찜질, 파스 등으로 자가 치료를 하다가 악화된 후에 병원에 찾아오는 환자들을 만난다. 우리의 몸은 '통증'이란 언어로 건강 상태를 이야기해 준다. 통증이 반복되거나 통증이 오래 지속될 경우에는 전문의를 찾아가 몸의 상태를 체크해 보는 것이 좋다.

목디스크는
어떻게 예방하고 치료하나요?

목디스크의 치료 방법은 증상이나 통증의 기간에 따라 나뉜다. 통증 기간이 길지 않거나 통증이 심하지 않을 때는 소염진통제, 근육이완제와 같은 약물치료나 물리치료로 증상이 호전될 수 있다. 병이 반복되거나 더 악화가 되면 다음 단계로 주사치료나 시술을 하게 된다. 신경에 약물을 주사하는 신경차단술, 목의 관절에 주사하는 관절주사 등의 치료가 있다. 이런 치료에도 호전이 되지 않을 경우 신경성형술이나 고주파 열 치료 등의 비수술적 치료를 하게 된다. 비수술적 치료로도 호전이 되지 않거나 신경 마비 증상이 발생할 경우에는 수술적 치료가 필요하다.

척추의 퇴행성 변화가 심하지 않으면 인공디스크 치환술을 시행하고, 연세가 많거나 관절의 변형이 심한 경우에는 미세현미경을 이용한 골 유합술을 시행한다. 목은 중요한 신경다발이 지나가는 통로이기 때문에 증상이 있을 경우, 임상경험이 풍부한 전문의와 상의 후 치료 방법을 결정하는 것이 중요하다.

목디스크를 예방하기 위해서는 항상 어깨를 펴고, 귀와 어깨가 일직선이 되는 자세를 유지할 필요가 있다. 턱을 내미는 것보다 살짝 당겨주는 게 좋으며, 목이나 등에 있는 근육을 튼튼하게 하는 것도 목디스크를 예방하는 방법이다. 높은 베개보다 낮은 베개를 사용하는 것이 목에 무리를 덜 주게 된다.

이유를 알 수 없었던
엄지손가락의 통증

ʌ ʌ\ʌˇʌ ʌʌ

"손가락 끝이 살짝 저리고 먹먹합니다. 책상에 손을 디디면 먹먹한 정도예요. 그런데 계속 이러니 신경이 쓰이고 불편하네요."

40대 중반의 민준(가명) 씨는 2개월 전부터 엄지손가락이 얼얼하다고 했다. 손이 터지게 아픈 것도 아니고 밤에 자다가 깰 정도는 아니지만, 계속되는 증상에 민준 씨는 이 병원 저 병원을 찾아다녔다. 엄지손가락이 아프니 우선 정형외과를 찾아갔다. 특별히 다친 적도 없고, X-Ray 상에서도 특이 소견이 없었다.

"몇 주 동안 약물치료, 물리치료를 했는데도 나아지는 게 없더군요. 병원에서 혹시 신경에 이상이 있을 수 있다며 신경외과에 가보라고 해서 왔습니다."

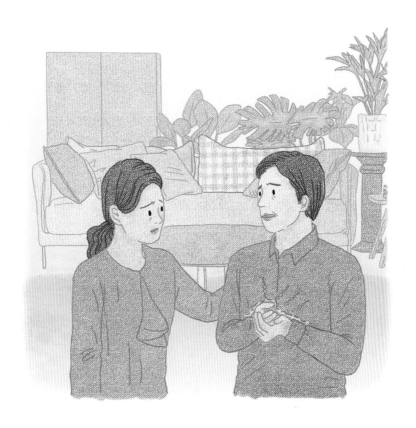

    한동안 다른 병원에서 치료했는데도 마땅한 답을 찾지 못했다던 민준 씨는 불안해했다. 무언가 답을 찾아 드려야겠다는 생각에 환자에게 제안을 했다.

    "목에 신경이 압박되는지 확인해 보면 좋을 것 같습니다. MRI를 찍어보면 어떨까요?"

MRI란 말에 이미 큰 질병에라도 걸린 듯 민준 씨는 놀란 눈으로 나를 바라봤다. 큰 병은 아닐 거라며 그를 안심시켰다. 그런데 뜻밖의 결과가 나왔다. MRI에 멍자국이 보였다. 뇌에서부터 내려오는 척수신경관이 좁아지면서 하얗게 된 멍자국이었다. 오랜 시간 신경 압박으로 인해 척수에 변성이 발생된 것이었다. 경추척수증은 퇴행성으로 목의 신경관이 좁아지거나, 젊은 환자의 경우엔 디스크 영향으로 발생하는 질환이다. 경추에 생기는 척수병증은 무조건 빨리 수술을 해야 한다.

"지금은 엄지손가락이 불편한 정도로 아주 경미한 증상만 나타나지만 MRI 상으로 신경이 많이 눌려 있습니다. 척수병증이 진행되면 하지의 근력 이상이나 보행 장애 등 시간이 지날수록 증상이 악화될 수 있습니다. 더 심해지지 않게 수술해야 합니다."

병의 경과에 대해 설명하고 수술을 권유했다. 민준 씨의 동의를 얻어 바로 수술이 진행되었다. 목의 앞쪽으로 들어가 디스크를 제거하고 인공디스크를 넣고 나오는 목디스크 수술이었다.

수술 후 MRI 상으로 흡족한 결과가 나왔다. 이제 수술 부위에 염증이 생기지 않도록 창상 관리만 잘하면 되었다. 사건은 수술이 잘 되었다고 안심한 한 달 뒤에 터졌다. 외래 통원 치료를 하던 민준 씨가 어느 날, 벌게진 얼굴로 진료실 문을 박차고 들어왔다.

"아니! 원장님, 이게 뭡니까! 하라고 해서 수술도 하고 한 달 동안 말씀하신 대로 다 치료받았어요. 그런데 왜 좋아지는 게 하나도 없는 겁니까!"

'아차!' 싶었다. 병의 진행 상태에 대해서만 설명했지, 증상 호전에 대해서는 별다른 언급을 하지 않았던 것이 문제였다. 척수병증에 의한 증상은 경미하든 중하든 간에 최소 6개월에서 수년에 걸쳐 회복되거나 영구적인 증상으로 남을 수 있다는 설명을 드렸어야 했다. 진료실에서 한바탕 쌓인 불만을 쏟아놓은 그는 진료실 문을 쾅 닫고 나가버렸다. 그 후로 민준 씨의 얼굴은 다시 볼 수 없었다.

아직 불편하시죠?

진료실에 점잖게 들어왔던 환자가 갑자기 소리를 지르며 항의하면 의사는 당혹스럽다. 수술 후 병이 좋아졌는데도 좋지 않은 소리를 듣게 된다면 의사도 기분이 그리 좋지만은 않다. 그렇지만 시간이 지나고 나면 환자 입장에서 그 상황이 다시 보인다.

환자는 자신의 몸이 불편해 병원을 찾는다. 환자에게 병이 치료된다는 것은 그동안 겪었던 불편함까지 모두 해소된다는 것으로 이해될 수 있다. 안타깝게도 환자의 기대와 달리 척추 질환에 있어 불편한 증상은 병의 치료 여부와 관계없이 더디게 좋아질 수도 있고,

때로는 영구적으로 남을 수도 있다. 그래서 이제는 환자에게 이 부분에 대해 충분히 설명해 드리려고 한다.

민준 씨 이후로 비슷한 증상의 환자를 또 만났다. 약지와 새끼 손가락이 저린 증상으로 온 여성 환자였다. 이 환자에게는 수술 후, 증상이 좋아지는 데 많은 시간이 걸릴 수 있다며 자세히 설명해드렸다. 예상대로 목디스크 수술 후 증상은 아주 천천히 호전되었다. 그럼에도 항상 미소를 지으며 진료실을 찾는 환자를 만나며 나 또한 미소로 대할 수 있었다.

"어머니, 아직 불편하시죠? 우리 좀 더 열심히 해봐요."

'저는 원장님을 믿어요' 하는 신뢰가 담긴 말과 눈빛을 전해주신 그분은 지금도 한 달에 한 번 오셔서 정기적으로 X-Ray 사진을 찍으신다.

수술 후 증상이 더디게 호전되면 환자들은 답답해한다. 하지만 이제는 민준 씨처럼 외래에서 분통을 터트리는 경우는 없어졌다. 이렇게 여러 환자를 만나며 의사도 배워간다.

손상되면 언제 회복될지 모르는 신경

신경 조직에는 몇 가지 특징이 있다. 신경이 눌려 압박되면 흔히

척추 의사, 인생 진료실에서 환자를 만나다

증상이 있을 거라고 생각하지만 어떤 신경이 눌리느냐에 따라 증상이 다르다. 신경계는 말초 신경과 중추 신경으로 나뉜다. 말초 신경은 눌리면 "아프다, 저리다, 먹먹하다" 하는 통증으로 나타난다. 하지만 중추 신경은 눌려도 통증이 없다. 대신 아예 힘이 못 들어가 걷지 못하는 증상이 나타난다. 게다가 신경은 한번 손상되면 언제, 어떻게 회복될지 어느 누구도 예측할 수 없다.

한번은 다리가 힘을 잃고 툭 떨어져버린 신경마비 환자가 왔었다. 발이 힘없이 흔들거리며 떨어진 지가 이미 3개월이 지난 상태였다. 수술해도 좋아지기는 어렵겠다는 생각이 들었다. 그래도 신경을 누르는 부분을 제거해 신경 손상을 줄여야 했다. 환자에게 수술에 대해 설명해 드리며 수술 후 발의 회복에 대해서는 큰 기대를 하지 않는 게 나을 것 같다고 말씀드렸다. 보호자인 아들에게도 똑같이 설명을 드렸다. 그러나 수술을 마치고 3일째가 되던 날, 깜짝 놀랄 일이 벌어졌다. 환자의 다리에 힘이 돌아온 것이었다. 의사의 예상이 완전히 빗나간 결과였다.

의학에서 신경은 아직 연구하고 밝혀져야 할 부분이 많다. 신경이란 천막 뒤에 무엇이 있는지 의사도 모르는 영역이 남아 있다. 그러니 신경이 조금 눌린 사람이나 크게 눌린 사람이나 같은 수술을 하고 기다리며 지켜보는 수밖에 없다. 수술 후 어떤 환자는 빨리 좋아지고, 또 다른 이들은 아주 오랜 시간이 걸려도 그대로인 경우가 있다. 의사는 알 수 없는 미래에 대해 환자와 소통하며 환자가 포기하지 않고 치료를 향해 계속 나아갈 수 있도록 도울 뿐이다.

오랜 시간 진료실에서 많은 환자를 만나봤지만 의사들 역시 '환자'는 여전히 어려운 숙제다. 좋은 상태로 진료실에 들어온 환자도 어렵고, 나쁜 상태로 들어온 환자도 어렵다. 좋은 모습으로 들어왔어도 오늘이 좋은 것이지 내일은 안 좋을 수 있다는 가능성이 열려 있는 곳이 병원이기 때문이다. 그래서 환자를 대할 때 항상 미소를 지으며 만나려고 한다. 어려울 때를 대비해 마치 보험을 들어두는 심정이라고나 할까.

외과 의사들에게 "수술이 편해요? 외래가 편해요?"라고 묻는다면 대부분 "수술이 편해요"라고 대답한다. 진료실에서 각양각색의 환자를 마주하는 일은 결코 쉽지 않다. 가끔 마음을 힘들게 하는 환자를 만나면 '언제쯤 이 일을 때려치우나' 하는 심정이 들 때도 있다. 하지만 오늘도 진료실에서 환자를 만난다. 그곳에서 한 사람, 한 사람을 진료하며 질병과 인생에 대한 이해가 차곡차곡 쌓인다.

뇌졸중으로 오해하기 쉬운
경추척수증

경추척수증은 주로 60~70대에 나타나는 질환으로 뇌졸중으로 오해하기 쉬운 질환이다. 뇌졸중은 갑작스러운 마비와 두통, 구토 등이 일어나지만 경추척수증은 서서히 발생하며 움직임이 둔해진다. 손과 팔에 힘이 빠져 작은 단추를 채우기가 어렵고, 젓가락질에 어려움을 느끼게 되거나 바르게 걷기 힘들어진다. 손을 완전히 폈다 쥐는 동작을 빠르게 하지 못하거나 속도가 느려졌다면 경추척수증으로 인한 마비가 진행된 것으로 볼 수 있다.

경추척수증은 말초신경에 영향을 주는 디스크와 달리 중추신경과 직접적인 관계가 있다. 중추신경과 관계가 있기 때문에 수술만이 유일한 해결책이다. 척수는 한번 손상되면 절대적으로 재생이 불가능하기 때문에 조기 예방과 치료가 중요하다. 경추척수증 예방을 위해서는 고개를 무리하게 숙이는 동작을 피하고 평소 목과 어깨를 바른 자세로 유지하기 위해 노력해야 한다. 또한 잠을 잘 때는 낮은 베개를 사용하면 도움이 된다.

운동 마니아였던
그 남자의 척추 수술

ᄉ ᄉᄉᄉᄉ ᄉ

    젊은 시절부터 꾸준히 운동해온 호철(가명) 씨는 주위 사람들에게 풍채가 좋다는 말을 많이 들었다. 운동 하나 만큼은 자신 있었던 그는, 50대 중반의 나이에도 젊은 사람들에게 뒤쳐지지 않기 위해 하루도 빠짐없이 운동을 했다. 그런데 언제부터인가 다리가 저리기 시작했다. 사이클을 제외하고는 조깅, 마라톤 등의 운동은 하기 힘들 정도였다. 그래도 운동을 멈출 수 없었다. 다리가 저려도 러닝머신 위에서 천천히 걷는 운동이라도 했다. 그러던 어느 날 러닝머신 위를 걷는데 갑자기 다리가 심하게 저려왔다. 이러다 정말 큰일 나는 게 아닌가 싶었던 호철 씨는 그 길로 가까운 정형외과를 찾아갔다. 그곳에서 뜻밖의 이야기를 듣게 되었다.

                                                     척추 의사, 인생 진료실에서 환자를 만나다

"다리에 이상이 있으신 게 아니네요. 허리에 이상이 있으세요."

운동 마니아라고 불리던 그는 건강만큼은 자신 있었다. 허리가 안 좋다는 말에 호철 씨는 처음으로 '내가 운동을 너무 과하게 했나' 하는 생각을 했다. 하던 운동을 다 멈춰봤지만, 시간이 지나도 좋아지기보다는 통증이 점점 더 심해져 갔다. 큰 병원을 찾아가 봤지만, 별다른 치료 없이 물리치료만 받을 수 있었다. 다시 여기저기 병원을 알아보던 중 우리 병원에 오게 되었다.

"허리디스크가 이렇게 심하게 될 때까지 어떻게 버티셨어요? 신경이 눌려서 그동안 다리가 많이 저리셨겠네요."

MRI 사진을 보니 호철 씨의 상태는 심각했다.

"너무 걱정하지 마세요. 수술하시면 다리 저린 건 사라질 겁니다."

수술이란 단어에 호철 씨의 얼굴에 당혹스러움이 가득했다.

"젊었을 때부터 꾸준히 운동했던 제가 허리 수술을 받게 될 줄은 꿈에도 상상 못했습니다."

"수술하시고 제가 알려드린 대로 잘 관리하시면 다시 운동도 하실 수 있습니다."

다시 운동할 수 있다는 말에 호철 씨의 얼굴이 밝아졌다.

"수술하고 다시 운동할 수 있다니 원장님만 믿겠습니다."

허리디스크 수술은 잘 끝났다. 수술 받은 다음 날부터 바로 다리 저린 것이 없어졌다며 호철 씨는 만족해했다. 수술하고 3개월 후, 외래에서 만난 그의 얼굴은 밝아 보였다.

"재활 운동은 잘 하고 계신가요?"

"후유증이 전혀 없이 즐겁게 운동하고 있습니다. 통증 없이 이렇게 다시 운동할 수 있다는 것만으로도 행복하네요. 하하하."

운동밖에 모르던 그가 아픈 기간 동안 일상의 소중함을 깨달았다고 했다. 그리고 한 가지 작은 바람을 들려주었다.

"허리가 좋아지면 아내와 서해 바다로 여행을 떠나보려고 합니다. 저 때문에 고생한 아내에게 주꾸미를 잔뜩 사주려고요. 하하하."

제 몸이 이런 줄 몰랐어요

적당한 운동은 척추 건강에 도움을 준다. 하지만 무리한 운동을 하거나, 잘못된 자세로 운동을 지속하는 경우에는 안 하느니만 못한 결과가 나타난다. 요즘은 요가나 필라테스를 하다 다쳐서 오는 환자들이 있다. 20~30대를 지나고, 40대가 되면 척추가 정상이 아닌 분들이 많다. 디스크에 변성이 왔든지 디스크가 나왔든지, 왼쪽 근육이 약해져 있거나 오른쪽 근육이 약해진 것처럼 근육의 밸런스가 깨져 있기도 하다. 그런 자신의 척추 상태를 모른 채 운동을

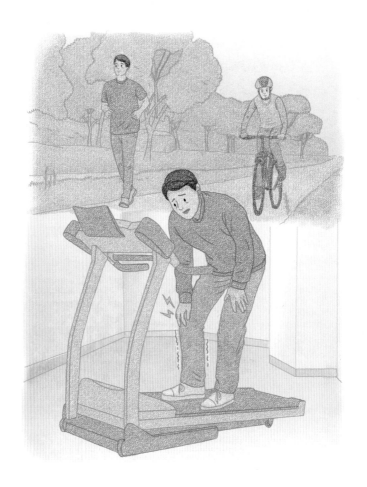

지속하면 척추에 무리가 온다.

　스포츠 센터에서 회원들의 척추 상태를 알고 그에 맞는 운동을 가르쳐 준다면 좋겠지만, 여러 사람들에게 같은 운동을 가르치다 보면 문제가 발생하기도 한다. 평소에는 통증이 없으니 자신에게 허리디스크가 있는지 척추분리증이 있는지 잘 모른다. 하지만 이런 문제를 안고 운동을 계속하다 보면 어느 시점이 지나서 통증이 나타난다.

다른 한편으로는 골절로 인해 몇 개월 동안 못 걸었거나, 무릎인대가 나가서 허리까지 안 좋아진 이들이 운동을 시작했다 몸에 무리가 와서 병원을 찾는 경우도 있다. 갑자기 운동을 하다 보면 디스크가 살짝 나와도 통증이 심하게 나타날 수 있다. 이런 환자에게는 주사나 약을 처방하거나 시술해서 통증을 가라앉힌다. 환자의 상황에 따라 일터로 빨리 복귀해야 하는 경우에는 수술을 하기도 한다. 치료를 받은 환자는 3개월 이상 걷기 운동이나 유산소 운동으로 근력을 키우고, 다시 요가나 피트니스 운동을 가볍게 시작할 수 있다.

골프도 잘 치면 척추에 좋은 운동

"골프는 허리에 나쁜 운동 아닌가요?"

환자들이 종종 이런 질문을 한다. 스크린 골프 연습장과 같은 딱딱한 맨바닥 위에서 계속 같은 자세를 반복하며 골프를 친다면 허리에 무리를 줄 수도 있다. 하지만 필드에 나가 좋은 공기를 마시며 계속 걸으며 골프를 친다면 허리에 좋은 운동이 될 수 있다. 다만, 퍼팅하고 나서 골프공을 줍거나 티를 꽂다가 문제가 생기지 않도록 주의해야 한다.

골프는 잘못된 자세로 공을 치다 문제가 생긴 케이스가 많다. 오른손잡이는 대개 왼쪽 등 근육이 더 발달되어 있다. 왼쪽 등 근육을 경직된 상태에서 계속 사용하다보면 근육의 밸런스가 더 깨지고 왼쪽 등이 뻑적지근한 느낌을 받게 된다.

처음에는 무조건 골프공을 세게 치려고만 하니 많은 이들이 허리에 무리가 가는 자세를 많이 하게 된다. 이럴 때 폼을 바꿔서 골프를 치면 허리에 무리가 되지 않는다.

통증의 반은 심리적인 부분에 있다. 탁 트인 골프장에서 초록 잔디를 밟으며 걷기 운동을 하며 라운딩을 한다면 기분도 상쾌해지고, 허리 상태도 좋아지지 않을까. 골프를 좋아하는 의사로서 한마디 덧붙여 본다.

척추 질환에 있어서, 일반인과 척추 환자군 사이에 있는 이들이 있다. 이런 환자들이 의외로 많다. 척추가 아팠다가 며칠 후에 괜찮아지기도 하고, 통증 때문에 병원에 찾아가도 별로 해 주는 게 없는 것처럼 보인다. 하지만 무리를 하면 통증이 다시 나타난다. 이런 이들은 10년 후에 허리 때문에 고생할 확률이 아주 높다.

이런 이들을 돕기 위해서 헬스 트레이너, 물리치료사와 함께 허리 상태를 관리해 준 적이 있었다. 허리와 근력 상태를 체크해서 한 달이나 두 달 동안 일주일에 한두 번, 체크리스트를 보면서 이들에게 맞는 운동을 하도록 했다. 상태가 좋아지면 일상 속에서 혼자 할 수 있는 운동 방법도 알려주었다. 운동선수들이 이미 사용하는 방법으로 몸을 체크해 그에 맞는 맞춤 운동으로 관리하는 것이다.

이처럼 지금 관리를 잘한다면 10년 후의 결과도 확연히 달라질 것이다. 늦기 전에 하루라도 빨리 관리를 시작하는 것이 척추 건강의 첫걸음이다.

허리디스크가
재발한 게 아닐까요?

ᐱ ᐱᐟᐳᐱᐳ ᐱᐟᐳ

　날씨가 좋았던 봄날, 미선(가명) 씨는 오랜만에 친구들과 산에 올랐다. 즐겁기만 할 줄 알았던 그 날이 그녀에게 안 좋은 기억으로 남게 되었다. 정상에서 시원한 바람을 맞으며 친구들과 맛있게 도시락을 먹고 하산하던 길, 미선 씨는 "아악~" 소리와 함께 미끄러지고 말았다.

　나뭇잎을 밟고 쭉 미끄러지면서 미선 씨는 뒤로 넘어져 버렸다. 다행히 머리나 다른 곳은 다치지 않았다. 하지만 넘어지는 순간 허리에 뜨끔한 느낌이 밀려왔다. 미선 씨는 허리 통증으로 그 자리에서 일어나지를 못했다. 한참을 그렇게 쓰러져 있다가 친구들의 도움으로 겨우 집에 돌아왔다. 하지만 허리 통증은 점점 심해져 갔다. 오른쪽 다리까지 저리고 당기는 증상으로 밤새 잠을 이루지 못했다.

다음 날 아침, 미선 씨는 바로 병원에 왔다. 젊은 사람에게 갑자기 발생한 허리 통증과 우측 하지 방사통이 주된 증상이라면 의심해 볼 만한 질환이 바로 허리디스크다. 하산 길에 미끄러진 케이스이기에 먼저 X-Ray 검사를 했다. 넘어진 경우에 제일 먼저 확인해

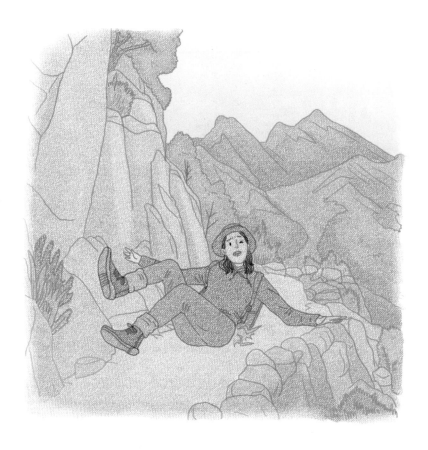

척추 의사, 인생 진료실에서 환자를 만나다

야 하는 게 골절이다. 나이가 있는 경우에는 가볍게 넘어지거나, 심한 기침에도 골절되는 경우가 있어 X-Ray를 꼭 찍어 보고는 한다.

X-Ray에서는 허리디스크의 이상 유무를 확인할 수 없다. 30대 초반인 미선 씨의 경우, 허리디스크라는 강력한 의심 하에 MRI를 찍어보았다. 예상했던 대로 요추 4번, 5번 사이(11쪽 척추 그림 참조) 디스크가 우측 방향으로 탈출한 상태가 MRI에 나타났다.

허리디스크로 진단되었다고 무조건 수술적 치료를 하지는 않는다. 먼저 신경차단술이라는 주사치료와 약물치료를 2주간 진행해 본다. 신경차단술은 디스크가 터진 경우 신경이 눌리면 염증이 생기기 때문에, 염증을 완화하는 역할을 해준다. 주사 자체가 디스크를 없애는 건 아니다. 먼저 통증에 대한 치료부터 진행해 본다. 일상생활에 무리가 될 정도의 통증이 아니라면 수술을 하지 않는다. 그렇게 보존적 치료 기간이라 불리는 2주간의 치료 이후에도 큰 통증을 호소하면 환자와 수술을 상의해 본다.

새로운 허리로 바꾼 게 아닙니다

미선 씨도 2주간 보존적 치료를 해보았지만 증상이 쉽게 호전되지 않았다. 평소 등산과 같은 활동적인 취미 생활을 즐기던 미선 씨에게 허리 통증으로 인한 제한적인 활동은 큰 스트레스였다.

"원장님, 요즘 허리 때문에 일할 때도 불편하고, 주말에도 집에만 있다 보니 우울해지는 것 같아요. 무슨 방법이 없을까요?"

미선 씨와 상의한 끝에 현미경 디스크 제거술을 해보기로 했다. 수술 후 미선 씨는 만족스러워했다.

"원장님, 수술하길 잘한 것 같아요. 통증이 사라지니 살 것 같아요."

디스크는 잘 치료된 듯했다. 하지만 밝은 얼굴로 인사를 나누며 헤어진 미선 씨가 6개월 후에 다시 병원을 찾아왔다.

"원장님, 지난번 디스크 수술을 받기 전처럼 허리가 아프고 다리가 아파서 밤에 한숨도 잠을 못 잤어요. 혹시 디스크가 재발한 게 아닐까요?"

통증의 원인을 찾기 위해 MRI 검사를 했다. 원인은 요추 5번, 천추 1번(11쪽 척추 그림 참조)의 우측 방향의 허리디스크였다. 지난번과 다른 부분의 디스크가 터졌다. 하지만 의학적인 지식이 없던 미선 씨는 이전과 비슷한 증상이 나타나자 허리디스크의 재발로 오해를 한 것이었다.

재발이란 수술한 부위에서 다시 문제가 발생한 상태를 말한다. 보통 재발은 수술 후 6개월에서 1년 이내에 나타난다. 허리디스크는 주로 젊은 환자들에게서 더 많이 재발한다. 활동량이 많다 보니 수술을 하고 나서도 디스크에 무리가 되는 활동이나 자세를 하기 때문이다. 하지만 미선 씨의 경우에는 다른 마디에서 디스크가 터졌으니 재발은 아니었다.

재발과 관련해 환자의 오해를 받는 경우가 종종 있다. 척추관협착증도 그 중 하나다. 나이가 들면 척추는 퇴행성으로 인해 척추관이 좁아지며 신경을 누르면서 협착증이 발생한다. 협착증 치료는 신경을 누르는 부분을 제거해서 눌린 신경이 풀어지도록 한다. 그리고 수술 후 어르신들에게 꼭 해드리는 말이 있다.

"어르신, 수술했다고 새로운 허리로 바꿔 낀 게 아니에요. 수술하고 안 아프시다고 관리 안 하시면 또 망가질 수 있습니다."

어르신들도 통증이 사라지면 다시 무리하게 활동을 하신다. 그러면 다른 마디에서 척추관협착증이 또 발생할 수 있다. 이전과 똑같은 통증이 생기면 고령 환자들도 재발이 되었다고 오해한다. 이런 오해를 받지 않기 위해서 자세히 설명해드리지만 뒤돌아서면 금세 잊어버리는 연세이시기에 어쩔 수 없다. 병원에 찾아오시면 다시 처음부터 차근차근 설명해 드려야 한다.

만성질환처럼 평생 관리해야

"허리 수술을 해도 재발이 잘 된다는데 꼭 수술해야 하나요?"

허리 수술에 대해 불안감과 의구심을 이렇게 표현하는 환자가 있었다. 허리에 수술적 치료를 할 때 꼭 설명하는 것이 있다. 요추는 요추 1번부터 천추 1번까지 총 여섯 개의 뼈로 구성(11쪽 척추 그림 참조)되어 있으며, 총 다섯 마디의 디스크가 있다. 만약 요추 4번, 5번 마디의 허리디스크로 수술을 하더라도 추후에 다른 마디에 병변이 생길 수 있다. 이 경우는 재발이 아닌 새로운 병변임을 설명해 드린다.

이는 의사뿐 아니라 환자에게도 굉장히 중요한 개념이다. 한 마디 수술이 잘 되었더라도 평소의 잘못된 자세나 허리에 무리를 주는 활동을 지속한다면 다른 마디에도 병변이 생길 수 있기 때문이다. 이 사실을 인지해야 환자도 허리를 건강하게 유지하기 위해 노력한다.

당뇨나 고혈압은 평생 관리해야 하는 질환이라는 사실을 잘 알고 있다. 당뇨와 고혈압에 대한 방송 프로그램을 많이 접하다 보니 이런 질환의 관리에 대한 인식이 높아졌다. 반면 허리 질환은 평생 관리해야 하는 질환임을 잘 모른다. 대부분의 환자들은 통증이 없어지면 허리 질환이 다 나은 줄 안다. 허리 질환이 생겼다는 것은 평소의 자세에 문제가 있는 경우가 많다.

"허리 수술이 잘 되었으니 이제는 문제없을 것이다"라는 생각으로 예전과 같은 자세로 생활한다면 허리의 다른 마디에 또 문제가

생길 수 있다. 이를 재발이라고 오해해서 허리에 대한 치료를 멀리
한다면, 허리 건강은 무너지고, 행복은 놓칠 수 있다.

재발된 게 아니냐고 항의하는 환자에게 충분히 설명해드리면 다
행히 다들 이해하신다. 하지만 허리 질환이 당뇨나 고혈압처럼 관리
해야 하는 질환이라는 사실은 이해하면서도 생활 자세는 쉽게 바뀌
지 않나 보다.

MRI에서도 발견하지 못한
바로 그 질환

∧ ∧∨∖∨∖∧

"의사로서 보람을 갖게 한 환자는 어떤 케이스였나요?"

이런 질문을 받으면 답이 잘 생각나지 않는다. 많은 환자로부터 고맙다는 말도 듣고 의사로서 보람도 느꼈지만, 치료가 잘 된 환자보다 아쉽게 놓친 부분이 있는 환자가 더 기억에 남는다. 더 나은 치료 방법을 늘 고민해야 하는 의사의 숙명인가보다.

오래 전 노신사의 모습으로 진료실에 찾아오신 80대 어르신을 잊지 못한다. 어르신은 다리 통증으로 걸음걸이가 불편해 보였다. MRI를 찍어보니 신경이 심하게 막혀 있었다. MRI 상에 보이는 대로 척추관협착증이란 진단을 내리고 눌린 신경을 풀어주는 시술을 진행했다. 하지만 시술이 끝나고 나서도 어르신의 걸음걸이는 여전

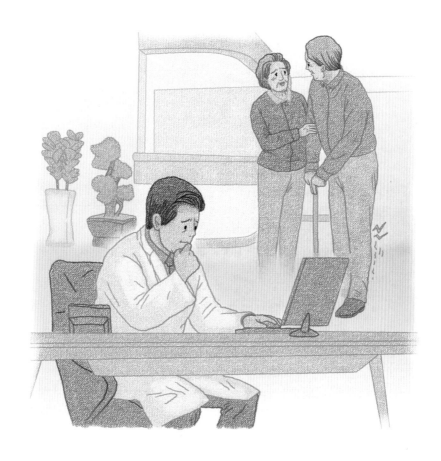

히 좋지 않았다.

'척추 신경이 눌린 지 너무 오래 되어서 그런가?'

약을 먹으며 조금 더 기다려 보기로 했다. 그리고 몇 달 뒤, 어르신이 다시 진료실에 찾아오셨다. 한 손에는 봉투가 들려 있었다. 어르신은 진료실 의자에 앉자마자 나에게 봉투를 건넸다.

"봐봐요."

봉투를 열어보니 MRI 사진 한 장이 있었다. 다리 혈관이 막혀 있는 모습이었다.

'아! 그래서 걸음걸이가 계속 불편하셨구나…'

협착증 수술 이후에도 걷는 게 불편했던 어르신은 대학 병원에 있는 친구를 찾아갔다.

"친구가 대학 교수로 있는데 혈관외과 의사에요. 협착증 수술을 하고 나서도 아직 못 걷는다고 하니 나보고 와보라고 하더군요."

다리 혈관 수술을 한 후 어르신은 다시 잘 걷게 되셨다고 했다. 어르신에게는 척추관협착증 외에도 질환이 하나 더 있었던 것이다.

"그렇다고 알려주려고 왔어요."

그 한마디를 남기고 어르신은 진료실을 나가셨다. 어르신이 나가신 뒤, 뒤통수를 한대 얻어맞은 느낌이었다. 척추만 생각했지 다리 혈관은 미처 생각하지 못 했다. 예전에 비해 의학적인 지식량이 증가하고, 전문의들이 환자의 질환을 세분화해서 진료를 본다. 그러다 보니 의사는 다양한 질환의 환자보다는 특정 질환의 환자만을 계속 보게 된다.

비슷한 질환의 환자들을 수없이 진료하다 보면 '그게 아닐 수도 있다'가 아닌 '늘 보던 그 질환이겠지' 하는 생각이 먼저 들 때가 있다. 이런 생각에서부터 의사는 매너리즘에 빠질 수 있다.

어르신이 다리 혈관을 뚫었어도 척추관협착증을 먼저 고치지 않았다면, 여전히 걷는 게 불편하셨을 수 있다. 하지만 이 일을 계기로 MRI 상에서 하나가 보이면 으레 '그 질환이겠지' 생각했던 것은 아닌지 돌아보게 됐다. 그 후, 고령 환자들의 다리 혈관 질환은 꼭 잡아낸다. 70대 이상의 고령 환자들이 척추 질환으로 입원하는 경우에는 하지 혈관 검사를 필수적으로 진행하고 있다.

MRI에서 찾지 못하던 하지방사통

척추 질환 중 의사에게 '그 질환이 아닐 수도 있다'는 긴장감을 갖게 만드는 질환들이 있다. 그 중 하나가 이상근증후군이다.

허리 질환으로 오는 많은 수의 환자들이 허리디스크나 척추관협착증이다. 이런 환자들은 허리도 아프지만 엉덩이나 다리의 통증을 동시에 호소하는 경우가 많다. 이런 환자들을 많이 만나다 보면 의사도 쉽게 결론을 내리는 수가 있다.

그러나 이런 환자 중에 열심히 치료를 했는데도 증상이 완전히 호전되지 않은 경우가 있다. 척추 외에도 다리에 통증을 일으킬 수 있는 여러 질환이 있기 때문이다. 이럴 때는 이상근증후군을 의심해 볼 수 있다. 아무리 의료 기술이 좋아졌다고 해도 아직 의료기기로 찾아내지 못하는 질환이 있다. 이상근증후군도 그 중 하나다.

'이상근 증후군'은 이름에서도 알 수 있듯이 이상근이 원인이 되는 질환이다. 요추에서 나온 신경 다발(좌골신경)이 골반에서 다리로 빠져나가는 부분에서 이상근이라는 이름의 근육 옆을 지나게 된다. 이상근이 좌골 신경을 누르거나 자극해 통증을 발생시키는 질환을 '이상근증후군'이라고 한다.

아직 원인이 밝혀지지 않은 통증

이상근에 의해 다리 통증이 발생할 수 있다는 주장은 1928년에 처음 제기되었다. 그러나 이상근증후군의 원인에 대해서는 아직 확실히 밝혀지지 않았다. 엉덩방아를 찧는 등의 외상이 있거나, 이상근의 경직, 이상근 및 주변 조직의 부종, 뒷주머니에 지갑을 넣고 다니면서 앉고서기를 반복하는 자세 등이 염증을 일으켜 신경을 압박하게 된다는 이론이 원인으로 제시되고 있을 뿐이다.

이상근증후군으로 좌골 신경이 눌리고 염증이 발생하게 되면, 허리디스크로 인해 하지방사통이 나타나는 것과 거의 흡사한 증상

척추 의사, 인생 진료실에서 환자를 만나다

이 발생한다. 요통이 없으면서, 엉덩이 부분의 통증이 가장 심하게 나타난다. 엉덩이와 허벅지 뒤쪽으로 내려가면서 쥐어짜는 듯한 통증이 허리를 굽히거나 오랜 시간 앉아 있는 경우, 또는 오래 앉아 있다가 일어설 때 발생한다.

의사들은 환자를 눕힌 자세에서 이상근 스트레칭을 진행하며 환자가 심한 통증을 호소하면 이상근증후군으로 의심해 치료해 간다. 이렇듯 이상근증후군은 치료 전에 확진이란 것을 내리기가 불가능한 질환이다. MRI와 같은 영상 검사로도 병변을 명확하게 보여주지 못하고, 확진을 내릴 수 있는 다른 검사도 없다. 통증의 양상과 몇 가지 진찰법의 임상 양상과 근전도 검사 결과 등으로 이상근증후군을 의심해 볼 수 있다. 이상근에 주사를 놔봄으로써 치료 효과를 보이면 "이상근증후군이 맞다, 아니다"를 판단할 수밖에 없다. 그래서 이상근증후군은 확진과 오진 사이에서 의사를 고민하게 만든다.

이상근증후군처럼 진단을 내리기 쉽지 않고, 하나만이 아닌 여러 개의 질환을 가진 환자의 경우에는 진단과 치료 기간이 좀 더 필요하다. 이런 경우에는 시간이 걸린다 해도 환자가 의사를 믿고 따라와 주어야 치료를 진행할 수 있다.

"치료해도 빨리 좋아지질 않네요…"

이런 말을 남기고 다른 병원으로 옮기는 환자들을 보면 안타깝다. 경제적으로도, 신체적으로도 환자에게 큰 손해이기 때문이다.

다른 병원에서 다른 의사를 만나더라도 환자는 다시 처음부터 이런 과정을 거치며 통증의 원인을 찾아야 한다.

원인이 아직 밝혀지지 않은 통증들이 남아 있기에 의학은 아직도 '연구 중'이다. 그렇기에 환자는 의사에게 신뢰를 갖고, 치료할 수 있는 시간을 주어야 한다. 의사도 늘 보던 질환만을 생각하는 것이 아닌, 더 넓은 시야를 갖기 위해 노력해야 한다. 치료라는 공통된 목적을 이루기 위해 의사와 환자가 해야 할 몫은 무엇인지 다시 생각해 보게 된다.

부록

척추 (목·허리) 스트레칭

다리 올리기 1

다리 올리기 2

고관절 운동

상체 들어올리기

허리 옆으로 굽히기

공 위에 누워 허리 젖히기

팔 앞으로, 위로 펴기

상부승모근 운동·견갑거근 운동

목 뒤로 젖히기

목 앞으로 숙이기

고양이 등 펴기 자세 운동

엉덩이 들어올리기

엎드려 다리 들어올리기

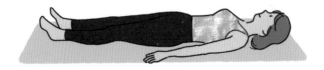

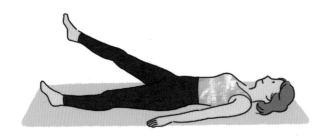

다리 올리기 1

① 천장을 보고 바른 자세로 눕는다.

② 오른쪽 다리의 무릎을 펴고 천천히 들어 올린다.

③ 다리를 천천히 내린다. 이때 다리가 바닥에 완전히 닿지 않도록 한다. (10회 반복)

④ 반대쪽도 시행하며 각 4회씩 반복한다.

척추 의사, 인생 진료실에서 환자를 만나다

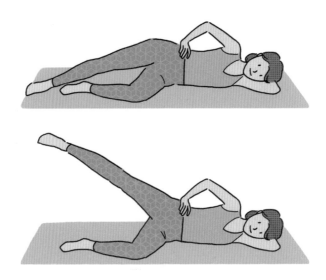

다리 올리기 2

① 옆으로 누운 다음 밑에 있는 다리는 무릎을 구부려 무게 중심을 잡는다.

② 위에 있는 다리를 옆으로 들어 올렸다 내리기를 반복한다.(10회)

③ 이때 엉덩이가 뒤로 빠지지 않도록 주의한다.

④ 같은 방법으로 반대쪽도 2세트 실시한다.

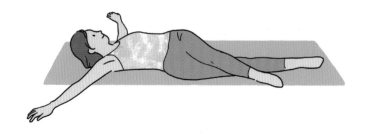

고관절 운동

① 양 팔을 옆으로 벌린 다음 반듯하게 눕는다.

② 왼쪽 다리를 반대편 오른쪽 다리 위로 올린다.

③ 이 상태에서 오른쪽으로 천천히 다리와 몸을 기울여준다.

④ 점차 움직이는 폭을 넓히고 수시로 반복한다.

⑤ 같은 방법으로 반대쪽도 실시한다.

척추 의사, 인생 진료실에서 환자를 만나다

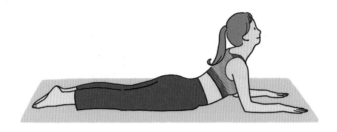

상체 들어올리기

① 양 팔꿈치를 바닥에 대고 반듯하게 엎드린다.

② 양 팔에 지지해 천천히 윗몸을 일으킨다.

③ 10초 동안 유지 후 내리기를 3~5회 반복한다.

④ 어깨가 올라가지 않도록 주의하고 아프지 않다면 팔꿈치를 펴고 실시한다.

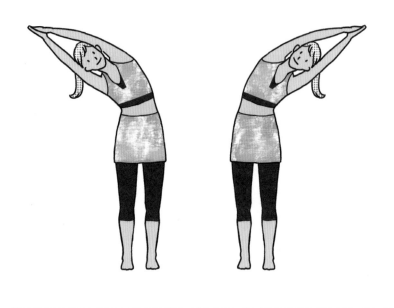

허리 옆으로 굽히기

① 양손을 맞대고 양팔을 펴서 머리 위로 들어 올린다.

② 고개를 앞으로 숙이지 않고 천천히 옆으로 허리를 구부린다.

③ 옆구리를 최대한 늘인다는 기분으로 하는 것이 포인트!

④ 윗몸을 앞으로 숙이거나 하체를 움직이지 않도록 주의한다.

척추 의사, 인생 진료실에서 환자를 만나다

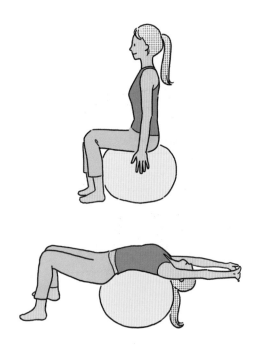

공 위에 누워 허리 젖히기

① 양손으로 공을 잡고 공 위에 편한 자세로 앉는다.

② 그 상태로 발은 앞으로 걸어 나가면서 천천히 공 위에 눕는다.

③ 허벅지를 바닥과 직각이 되도록 세우고 양손은 위로 뻗는다.

④ 손을 뻗으면서 몸으로 공을 민다. 이 상태로 살짝 힘을 빼면 허리가 젖혀진다.

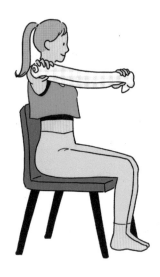

팔 앞으로, 위로 펴기

① 허리를 똑바로 세워 앉은 상태에서 두 손을 깍지 끼고 앞으로 뻗는다. (4~6초)

② 깍지가 힘들면 수건을 이용한다.

③ 그 상태에서 팔을 머리 위로 뻗어 올린다. (4~6초)

④ 같은 방법으로 5세트 반복해서 실시한다.

척추 의사, 인생 진료실에서 환자를 만나다

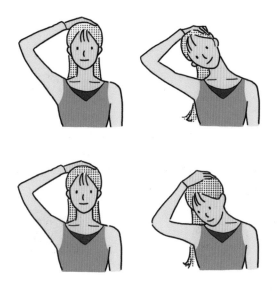

상부승모근 운동 · 견갑거근 운동

① 오른손 손바닥을 머리 위로 올려 왼쪽 관자놀이 부분에 댄다.(좌측 승모근)

② 손바닥 힘을 이용해 머리를 오른쪽 어깨 방향으로 지그시 누른다.

③ 같은 방법으로 반대쪽도 실시한다.

④ 얼굴을 오른쪽으로 반쯤 돌리고 오른쪽 손바닥을 정수리 부분에 댄다.

⑤ ②와 같은 방법으로 45도 각도 앞으로 고개를 지그시 누른다.

⑥ 같은 방법으로 반대쪽도 실시한다.

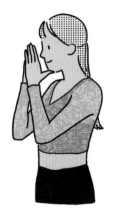
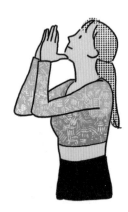

목 뒤로 젖히기

① 손바닥을 붙여 엄지손가락을 벌려 턱에 대고 밀어 올린다.

② 목과 머리는 힘을 빼고 시선은 위로 향한다.

③ 이때 등을 펴는 동작과 함께 하는 것이 포인트!

④ 10~15초 동안 유지하며 반복한다.

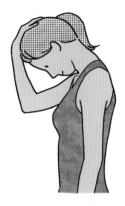

목 앞으로 숙이기

① 고개를 숙이고 오른손으로 뒷머리 부분을 잡는다.

② 턱은 당기고 손으로 뒷머리를 지그시 앞으로 눌러준다.

③ 10~15초 동안 유지하며 반복한다.

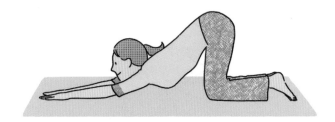

고양이 등 펴기 자세 운동

① 네발 기기 자세(기어가는 자세)로 양손과 무릎을 각각 어깨 너비만큼 벌리고
   허리가 바닥과 수평을 이루게 한다.
② 숨을 내쉬면서 양팔을 최대한 앞으로 뻗어 바닥에 가슴과 턱이 닿을 만큼 내린다.
③ 엉덩이는 최대한 하늘로 올라가게 하고 등이 곧게 펴지도록 한 후
   30초간 자세를 유지한다.

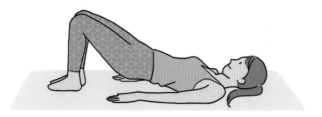

엉덩이 들어올리기

① 허리를 바닥에 붙인 상태에서 양 무릎을 세우고 눕는다.

② 몸통, 허리, 골반이 일직선이 되도록 엉덩이를 든다.

③ 이 자세를 10초간 유지하면서 10회 반복한다.

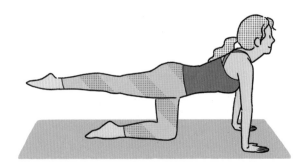

엎드려 다리 들어올리기

① 네발 기기 자세(기어가는 자세)로 양손과 무릎을 각각 어깨 너비만큼 벌리고 허리가 바닥과 수평을 이루게 한다.

② 한쪽 다리를 뒤로 쭉 펴면서 들어 올린다.

③ 반대쪽도 같은 방법으로 10초간 유지하면서 5회 반복한다.

척추 의사, 인생 진료실에서 환자를 만나다

2019년 1월 15일 초판 1쇄 펴냄

지은이	대표 저자 이수찬 외 7인
펴낸이	설웅도
기획	정윤지
편집	김현정
디자인	최성수
전화	02-466-1283
펴낸곳	맛있는책
주소	서울시 서초구 서초중앙로 29길 26 (반포동) 2층
출판등록	2006년 10월 4일(제25100-2009-000049호)
ISBN	978-89-93174-51-9

Copyright ⓒ CandyBook, 2018, Printed in Korea
이 책의 저작권은 (의)상원의료재단 힘찬병원과 출판사에 있습니다.
서면에 의한 저자와 출판사의 허락 없이 책의 전부 또는 일부 내용을 사용할 수 없습니다.